Atlas Of Human Sectional Anatomy

人体断层解剖学图谱

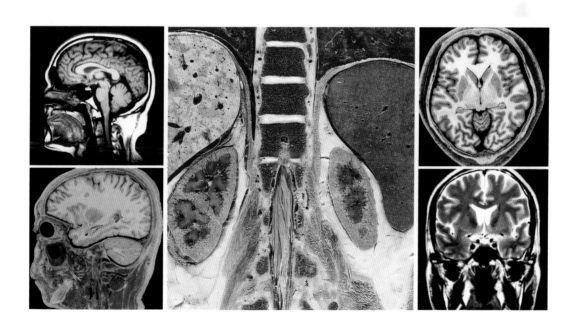

主编　刘树伟

Chief Editor　Liu Shuwei

山东科学技术出版社

·济南·

图书在版编目（CIP）数据

人体断层解剖学图谱/刘树伟主编 . -- 济南：山东科学技术出版社，2003.1（2024.3 重印）
ISBN 978-7-5331-3295-8

Ⅰ.①人… Ⅱ.①刘… Ⅲ.①人体解剖学：断面解剖学－图谱 Ⅳ.① R322-64

中国版本图书馆 CIP 数据核字（2002）第 085887 号

人体断层解剖学图谱
RENTI DUANCENG JIEPOUXUE TUPU

责任编辑：韩　琳

主管单位：山东出版传媒股份有限公司
出 版 者：山东科学技术出版社
　　　　　地址：济南市市中区舜耕路 517 号
　　　　　邮编：250003　电话：（0531）82098088
　　　　　网址：www.lkj.com.cn
　　　　　电子邮件：sdkj@sdcbcm.com
发 行 者：山东科学技术出版社
　　　　　地址：济南市市中区舜耕路 517 号
　　　　　邮编：250003　电话：（0531）82098067
印 刷 者：山东新华印务有限公司
　　　　　地址：济南市高新区世纪大道 2366 号
　　　　　邮编：250104　电话：（0531）82091306

规格：16 开（184 mm×260 mm）
印张：17　字数：165 千　印数：74 001~77 000
版次：2003 年 1 月第 1 版　印次：2024 年 3 月第 23 次印刷
定价：100.00 元

主编

  刘树伟

编者

  刘树伟（山东大学医学院解剖学教研室）

  李振平（山东大学医学院解剖学教研室）

  李传福（山东大学齐鲁医院放射科）

  赵　斌（山东省医学影像学研究所）

  柳　澄（山东省医学影像学研究所）

  马祥兴（山东大学齐鲁医院放射科）

  高　波（山东大学医学院解剖学教研室）

  郑金勇（山东大学齐鲁医院放射科）

  于台飞（山东省医学影像学研究所）

  林祥涛（山东大学医学院影像诊断学教研室）

  丁　娟（山东大学医学院解剖学教研室）

  曹建书（山东大学医学院解剖学教研室）

标本制作

  刘树伟　王　政　尹群生　王宏宇　高　波　宋　涛　李贵宝

  田广平　刘书涛（山东大学医学院解剖学教研室）

摄影

  刘树伟　高　波

Chief Editor
Liu Shuwei

Editors
Liu Shuwei (Department of Anatomy, Shandong University College of
  Medicine)

Li Zhenping (Department of Anatomy, Shandong University College of
  Medicine)

Li Chuanfu (Department of Radiology, Shandong University Cheeloo
  Hospital)

Zhao Bin (Shandong Institute for Medical Imaging)

Liu Cheng (Shandong Institute for Medical Imaging)

Ma Xiangxing (Department of Radiology, Shandong University Cheeloo
  Hospital)

Gao Bo (Department of Anatomy, Shandong University College of Medicine)

Zheng Jinyong (Department of Radiology, Shandong University Cheeloo
  Hospital)

Yu Taifei (Shandong Institute for Medical Imaging)

Lin Xiangtao (Department of Imaging Diagnostics, Shandong University
  College of Medicine)

Ding Juan (Department of Anatomy, Shandong University College of
  Medicine)

Cao Jianshu (Department of Anatomy, Shandong University College of
  Medicine)

Makers of Sectional Specimen
Liu Shuwei Wang Zheng Yin Qunsheng Wang Hongyu Gao Bo
Song Tao Li Guibao Tian Guangping Liu Shutao (Department of Anatomy,
Shandong University College of Medicine)

Photographers
Liu Shuwei Gao Bo

前　言

　　人体断层解剖学是用断层方法研究和表达人体正常形态结构和基本功能的科学，是分析和识别现代医学图像的形态学基础。1970年以来，由于超声成像（US）、X线计算机断层成像（CT）、磁共振成像（MRI）、单光子发射计算机断层显像（SPECT）和正电子发射计算机断层显像（PET）等断层影像技术的出现，人体断层解剖学得到了空前发展，其研究范围扩展为解剖断层和影像断层两个方面，前者主要研究人体断层标本，后者主要研究正常人体的US、CT和MRI等断层图像。目前，US、CT和MRI等技术已被广泛应用于疾病的诊断和介入治疗，每一位临床医师均有必要学会正确地阅读和解释CT、MRI图像。因此，人体断层解剖学已成为高等医学院校学生的必修课程，并被卫生部纳入临床医师继续医学教育的内容。

　　我校自1989年便开设了人体断层解剖学课程，并自1993年始连续举办了10届全国断层解剖学学习班（为国家级继续医学教育项目），所取得的教学成果于1997年获国家级教学成果二等奖。在教学过程中，师生们均感到如能有一本与教材相匹配的断层解剖学图谱在手，必能有利于教师的备课和学生的自学，从而大大提高教学效果。然而，目前尚无这样的图谱出版。为此，我们从多年积累的科研资料中精选图片，编著了这部《人体断层解剖学图谱》，供高等医学院校的教师和学生在教学中使用，亦可供临床各科医师在分析疾病的US、CT和MRI图像时参考。

　　图谱是表达断层解剖学的最好形式。一部好的断层解剖图谱，不仅具有持久的艺术魅力，而且还能锻炼读者的观察能力和空间思维能力。为实现编写目的，我们力求做到以下几点：①与教材相匹配，内容的选择以刘树伟主编的高等医学院校教材《断层解剖学》为主要依据；②除脊柱区和四肢外，选用连续断层，以有益于对某一结构的连续追踪观察，建立空间思维；③强调解剖断层与影像断层的融合，每一断层均包括断层标本彩色照片与CT、MRI图像；④标注细致，采用中、英文对照形式，解剖学名词以国家自然科学名词审定委员会公布的《人体解剖学名词》（科学出版社，1991）为准。

　　全书共有成人断层标本彩色照片120幅、CT和MRI图像270幅。人体断层标本由山东大学医学院解剖学教研室采用冷冻切片技术制作，头部和四肢断层标本的层厚为8mm，躯干部断层标本的层厚为10mm。头部横断层标本的制作以眦耳线为基线，头部矢状断层标本的制作基线平行于正中矢状面，头部冠状断层标本的制作基线垂直于眦耳线。CT和MRI图像取自活体，由山东大学齐鲁医院放射科和山东省医学影像学研究所制作，CT扫描机为螺旋CT和多层螺旋CT，MRI扫描机的场强为1.5 T。需要指出的是：高波、林祥涛和刘学静医师，不顾X线对组织的损害，提供了自己身体的CT和MRI图像。这种忘我的牺牲精神，令人钦佩。栾铭箴教授和华伯埍教授多年来一直给予悉心指导，山东大学医学院解剖学教研室的老师们给予了许多帮助，在此一并表示衷心感谢。

　　尽管我们反复校阅，书中一定还有许多不足之处，望不吝赐教。

　　　　　　　　　　　中国解剖学会断层影像解剖学专业委员会主任委员　　刘树伟

Preface

Human sectional anatomy is the science which studies and demonstrates normal structure and basic function of the human body with the sectioning methods. It has become morphological fundament for analyzing and recognizing modern medical imaging. Since 1970, human sectional anatomy has gotten an unprecedented development and expanded its research area to the cadaver section and imaging section with the booming of sectional imaging modalities, such as ultrasound (US), X-ray computed tomography (CT), magnetic resonance imaging (MRI), single photon emission computed tomography (SPECT), and positron emission computed tomography (PET). At present, as US, CT, and MRI have been widely used in the diagnoses and interventional treatment of the diseases, it is urgent that every clinician understand and interpret CT and MRI images competently. Therefore, human sectional anatomy has become a required course for the students of higher medical school and has been put into the contents of continuing medical education under the sponsorship of national health ministry of China.

In 1989, our university began to offer the course of sectional anatomy for medical students. Since 1993, we have sponsored 10 national study classes of sectional anatomy (the national project of continuing medical education). In 1997, we got the second prize of national achievement in teaching for our course of sectional anatomy. During the teaching activity, both the teachers and students feel that an atlas of sectional anatomy matching with textbook is necessary. This atlas would contribute to the preparing the lessons for the teachers and the teaching themselves for the students. Therefore, we carefully chose the pictures accumulated in our research works over ten years and compiled this book-*Atlas of Human Sectional Anatomy*. We hope this atlas will be used in the sectional anatomic teaching by the teachers and students of the higher medical school and provide the reference for the physicians of the hospitals when they are interpreting US, CT, and MRI images of the diseases.

Atlas is the best modality for showing the sectional anatomy. A good atlas of the sectional anatomy can not only endure its art charm, but also train the reader's ability of observation and the ability of three-dimensional thinking. In order to realize the purpose of compiling, we try hard to reach the following: ①matching this atlas with textbook of the sectional anatomy edited by Liu Shuwei; ② choosing and using the serial sections except the vertebral region and limbs, which is beneficial of tracing some structures on serial sections and helping the students to establish the space thinking;③ enhancing matching the cadaver sections with imaging sections;④ giving a detailed legends both in Chinese and English.The anatomic terms are used according to *the Human Anatomic Terms* published in 1991 by the National Examination and Approval Committee on Natural Scientific Terminology.

This atlas comprises 120 color pictures of sectional specimen of adult and 270 CT and MRI images. The sectional specimens of the human body are prepared by the freezing section technique in department of anatomy of College of Medicine,Shandong University. The thickness of sections is 8mm for head and limbs and 10mm for trunk. The plane of reference for horizontal sections of the head is the plane through the canthomeatal line. The plane of reference for sagittal sections of the head is the median plane. The plane of reference for coronal sections of the head is perpendicular to the canthomeatal line. CT and MRI images are scanned by spiral or multislice spiral CT machine and 1.5 Tesla MR scanner in department of radiology of Cheeloo Hospital,Shandong University and Shandong Institute for Medical Imaging respectively.

I would like to express my gratitude to Prof. Luan Mingzhen and Prof. Hua Boxun who have given me a lot of directors for this book.I also want to give my thanks to Dr. Gao Bo, Dr. Lin Xiangtao, and Dr. Liu Xuejing who had their bodies X-rayed for obtaining CT and MRI images.

Chairman of Committee for Sectional
and Imaging Anatomy of Chinese Society   Liu Shuwei
for Anatomical Sciences

目　录

Contents

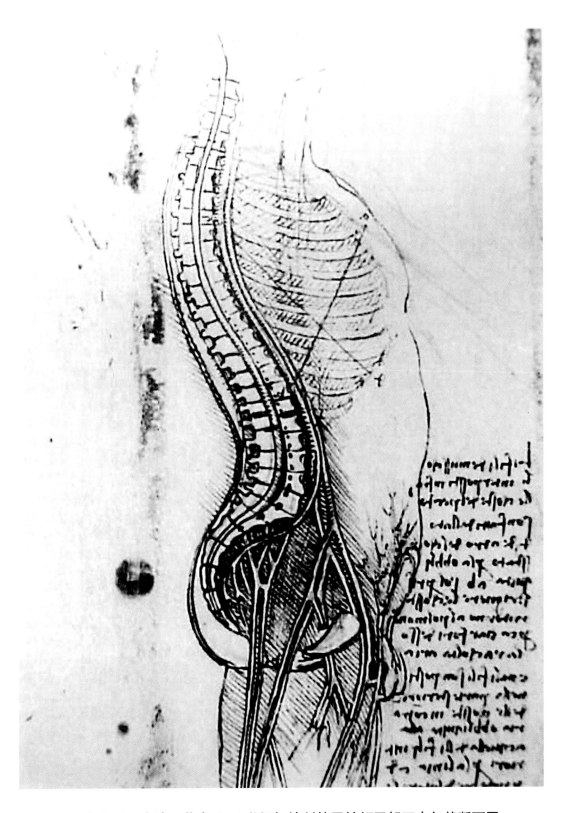

意大利画家达·芬奇于16世纪初绘制的男性躯干部正中矢状断面图。
Median sagittal section of the male trunk pictured by Leonardo da Vinci, in the early part of the 16th century.

第一章 头部连续横断层

Chapter 1 Serial Transverse Sections of Head

图1-1 经中央旁小叶上份的横断层

Fig.1-1 Transverse section through upper part of paracentral lobule

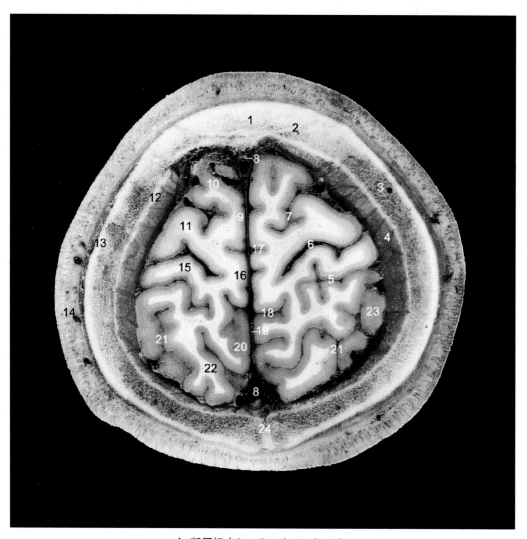

A. 断层标本(sectional specimen)

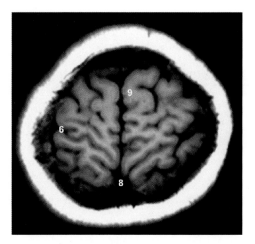

B. MRI T₁ WI

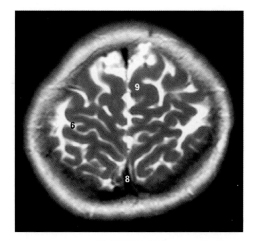

C. MRI T₂ WI

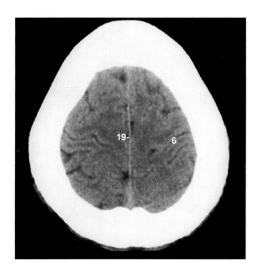

D. CT

1. 额骨　frontal bone
2. 冠状缝　coronal suture
3. 板障　diploë
4. 硬脑膜　cerebral dura mater
5. 中央后沟　postcentral sulcus
6. 中央沟　central sulcus
7. 中央前沟　precentral sulcus
8. 上矢状窦　superior sagittal sinus
9. 额内侧回　medial frontal gyrus
10. 额上回　superior frontal gyrus
11. 中央前回　precentral gyrus
12. 内板　inner plate
13. 外板　outer plate
14. 头皮　scalp
15. 中央后回　postcentral gyrus
16. 中央旁小叶　paracentral lobule
17. 中央旁沟　paracentral sulcus
18. 扣带沟缘支　marginal ramus of cingulate
    sulcus
19. 大脑镰　cerebral falx
20. 楔前叶　precuneus
21. 顶内沟　intraparietal sulcus
22. 顶上小叶　superior parietal lobule
23. 顶下小叶　inferior parietal lobule
24. 矢状缝　sagittal suture

图1-2　经中央旁小叶下份的横断层
Fig.1-2　Transverse section through lower part of paracentral lobule

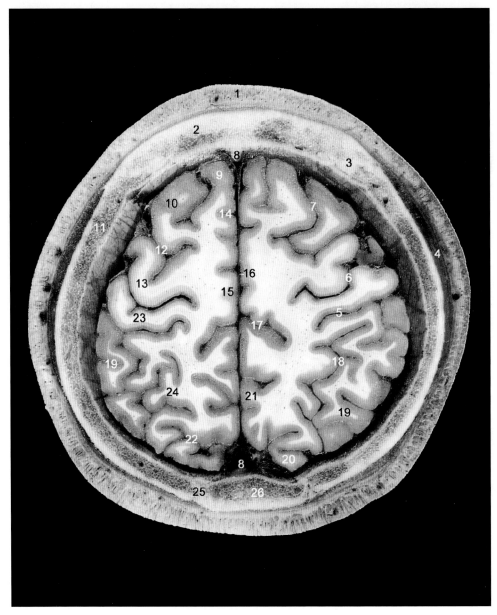

A. 断层标本(sectional specimen)

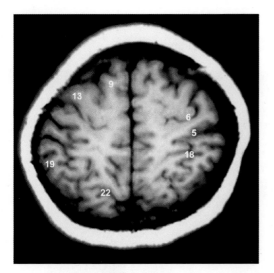

B. MRI T₁ WI

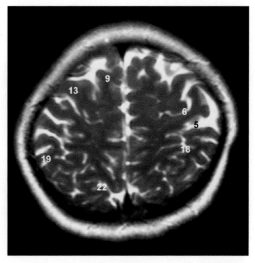

C. MRI T₂ WI

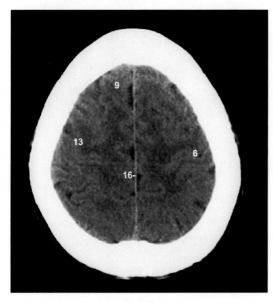

D. CT

1. 头皮　scalp
2. 额骨　frontal bone
3. 冠状缝　coronal suture
4. 颞肌　temporalis
5. 中央后沟　postcentral sulcus
6. 中央沟　central sulcus
7. 额上沟　superior frontal sulcus
8. 上矢状窦　superior sagittal sinus
9. 额上回　superior frontal gyrus
10. 额中回　middle frontal gyrus
11. 顶骨　parietal bone
12. 中央前沟　precentral sulcus
13. 中央前回　precentral gyrus
14. 额内侧回　medial frontal gyrus
15. 中央旁小叶　paracentral lobule
16. 大脑镰　cerebral falx
17. 扣带沟缘支　marginal ramus of cingulate　sulcus
18. 顶内沟　intraparietal sulcus
19. 顶下小叶　inferior parietal lobule
20. 枕叶　occipital lobe
21. 楔前叶　precuneus
22. 顶枕沟　parietooccipital sulcus
23. 中央后回　postcentral gyrus
24. 顶上小叶　superior parietal lobule
25. 人字缝　lambdoid suture
26. 枕骨　occipital bone

图 1-3 经顶枕沟上份的横断层
Fig.1-3 Transverse section through upper part of parietooccipital sulcus

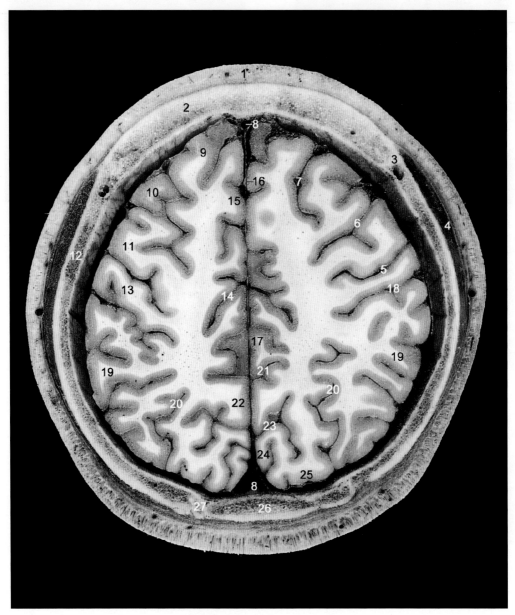

A. 断层标本(sectional specimen)

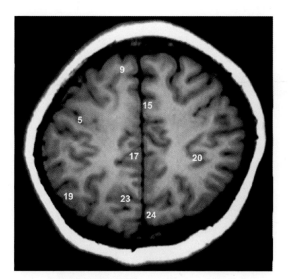

B. MRI T₁ WI

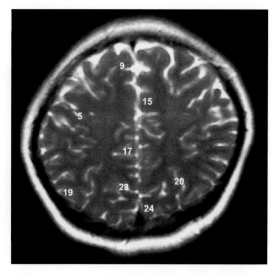

C. MRI T₂ WI

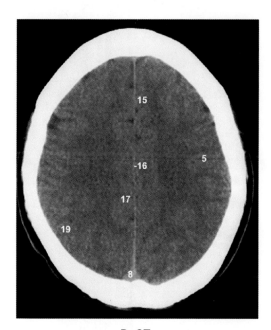

D. CT

1. 头皮　scalp
2. 额骨　frontal bone
3. 冠状缝　coronal suture
4. 颞肌　temporalis
5. 中央沟　central sulcus
6. 中央前沟　precentral sulcus
7. 额上沟　superior frontal sulcus
8. 上矢状窦　superior sagittal sinus
9. 额上回　superior frontal gyrus
10. 额中回　middle frontal gyrus
11. 中央前回　precentral gyrus
12. 顶骨　parietal bone
13. 中央后回　postcentral gyrus
14. 扣带沟　cingulate sulcus
15. 额内侧回　medial frontal gyrus
16. 大脑镰　cerebral falx
17. 扣带回　cingulate gyrus
18. 中央后沟　postcentral sulcus
19. 顶下小叶　inferior parietal lobule
20. 顶内沟　intraparietal sulcus
21. 顶下沟　subparietal sulcus
22. 楔前叶　precuneus
23. 顶枕沟　parietooccipital sulcus
24. 楔叶　cuneus
25. 枕外侧回　lateral occipital gyrus
26. 枕骨　occipital bone
27. 人字缝　lambdoid suture

图1-4 经半卵圆中心的横断层

Fig.1-4 Transverse section through centrum semiovale

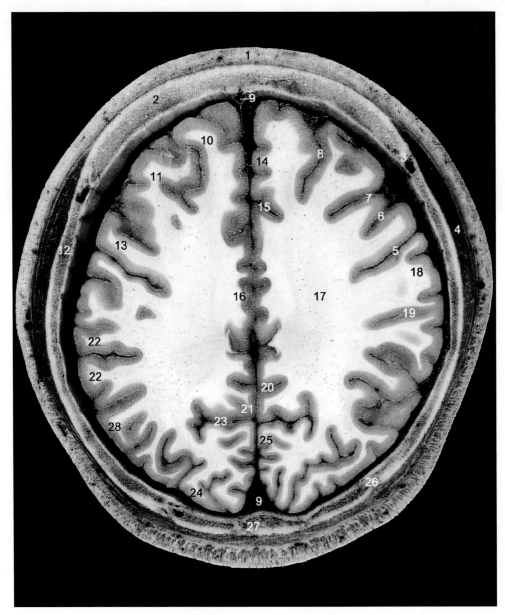

A. 断层标本(sectional specimen)

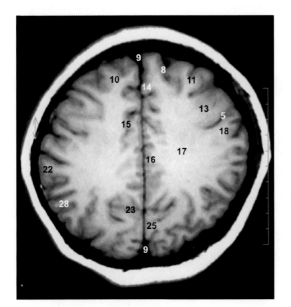

B. MRI T₁ WI

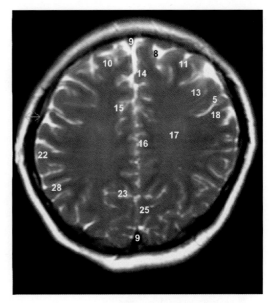

C. MRI T₂ WI

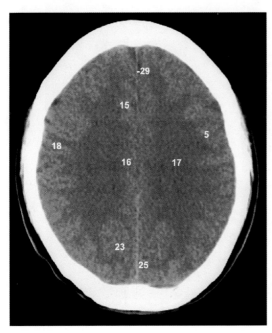

D. CT

1. 头皮　scalp
2. 额骨　frontal bone
3. 冠状缝　coronal suture
4. 颞肌　temporalis

5. 中央沟　central sulcus
6. 中央前沟　precentral sulcus
7. 额下沟　inferior frontal sulcus
8. 额上沟　superior frontal sulcus
9. 上矢状窦　superior sagittal sinus
10. 额上回　superior frontal gyrus
11. 额中回　middle frontal gyrus
12. 顶骨　parietal bone
13. 中央前回　precentral gyrus
14. 额内侧回　medial frontal gyrus
15. 扣带沟　cingulate sulcus
16. 扣带回　cingulate gyrus
17. 半卵圆中心　centrum semiovale
18. 中央后回　postcentral gyrus
19. 中央后沟　postcentral sulcus
20. 顶下沟　subparietal sulcus
21. 楔前叶　precuneus
22. 缘上回　supramarginal gyrus
23. 顶枕沟　parietooccipital sulcus
24. 枕外侧回　lateral occipital gyrus
25. 楔叶　cuneus
26. 人字缝　lambdoid suture
27. 枕骨　occipital bone
28. 角回　angular gyrus
29. 大脑镰　cerebral falx

图1-5 经胼胝体干的横断层
Fig.1-5 Transverse section through trunk of corpus callosum

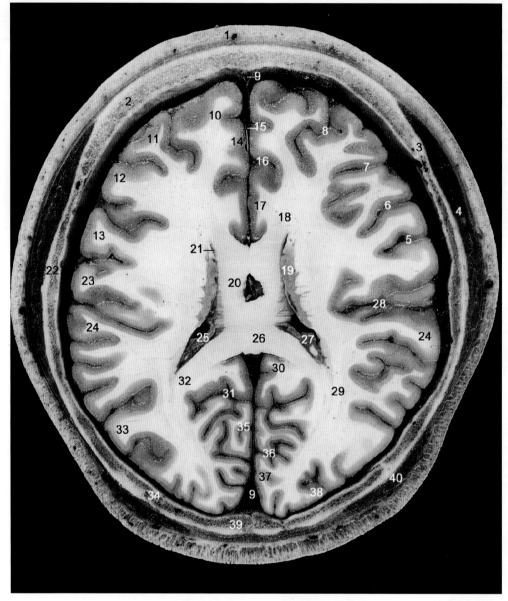

A. 断层标本(sectional specimen)

1. 头皮 scalp
2. 额骨 frontal bone
3. 冠状缝 coronal suture
4. 颞肌 temporalis
5. 中央沟 central sulcus
6. 中央前沟 precentral sulcus
7. 额下沟 inferior frontal sulcus
8. 额上沟 superior frontal sulcus
9. 上矢状窦 superior sagittal sinus
10. 额上回 superior frontal gyrus
11. 额中回 middle frontal gyrus
12. 额下回 inferior frontal gyrus

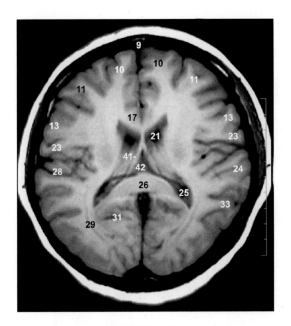

B. MRI T₁ WI

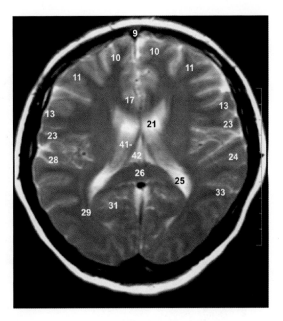

C. MRI T₂ WI

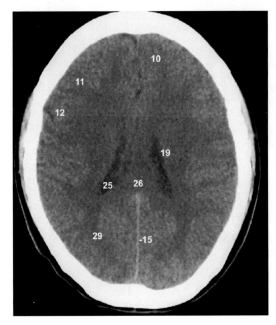

D. CT

13. 中央前回　precentral gyrus
14. 额内侧回　medial frontal gyrus
15. 大脑镰　cerebral falx
16. 扣带沟　cingulate sulcus
17. 扣带回　cingulate gyrus
18. 额钳　frontal forceps

19. 尾状核　caudate nucleus
20. 胼胝体干　trunk of corpus callosum
21. 侧脑室前角　anterior horn of lateral ventricle
22. 顶骨　parietal bone
23. 中央后回　postcentral gyrus
24. 缘上回　supramarginal gyrus
25. 侧脑室后角　posterior horn of lateral ventricle
26. 胼胝体压部　splenium of corpus callosum
27. 脉络丛　choroid plexus
28. 外侧沟　lateral sulcus
29. 视辐射　optic radiation
30. 扣带回峡　isthmus of cingulate gyrus
31. 距状沟前部　anterior part of calcarine sulcus
32. 枕钳　occipital forceps
33. 角回　angular gyrus
34. 人字缝　lambdoid suture
35. 舌回　lingual gyrus
36. 距状沟后部　posterior part of calcarine sulcus
37. 楔叶　cuneus
38. 枕外侧回　lateral occipital gyrus
39. 枕骨　occipital bone
40. 枕额肌枕腹　occipital belly of occipitofrontalis
41. 穹窿　fornix
42. 帆间池　cistern of velum interpositum

图1-6 经胼胝体压部的横断层

Fig.1-6 Transverse section through splenium of corpus callosum

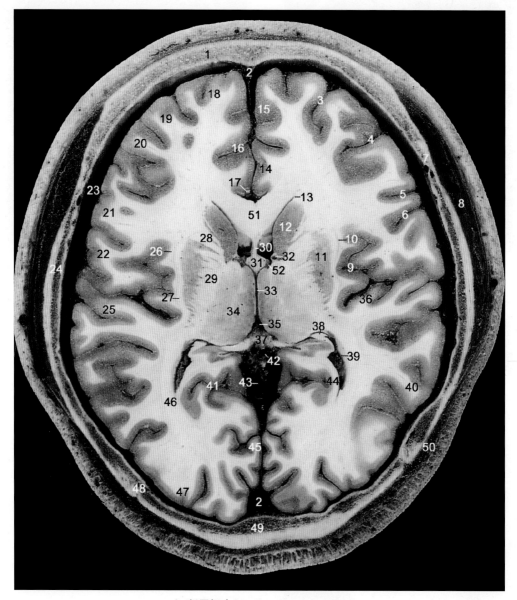

A. 断层标本(sectional specimen)

1. 额骨 frontal bone
2. 上矢状窦 superior sagittal sinus
3. 额上沟 superior frontal sulcus
4. 额下沟 inferior frontal sulcus
5. 中央前沟 precentral sulcus
6. 中央沟 central sulcus
7. 冠状缝 coronal suture
8. 颞肌 temporalis
9. 外侧沟 lateral sulcus

10. 屏状核 claustrum
11. 壳 putamen
12. 尾状核 caudate nucleus
13. 侧脑室前角 anterior horn of lateral ventricle
14. 扣带回 cingulate gyrus
15. 额内侧回 medial frontal gyrus
16. 扣带沟 cingulate sulcus
17. 大脑前动脉 anterior cerebral artery
18. 额上回 superior frontal gyrus

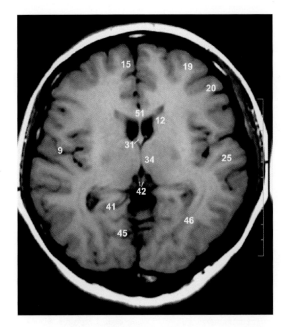

B. MRI T₁ WI

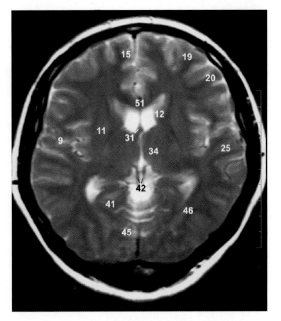

C. MRI T₂ WI

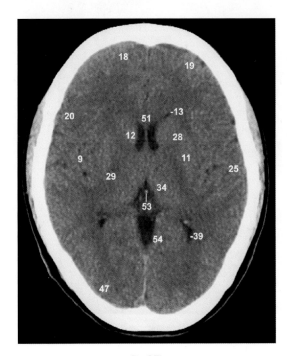

D. CT

19. 额中回　middle frontal gyrus
20. 额下回　inferior frontal gyrus
21. 中央前回　precentral gyrus
22. 中央后回　postcentral gyrus
23. 蛛网膜下隙　subarachnoid space
24. 顶骨　parietal bone
25. 颞上回　superior temporal gyrus

26. 最外囊　extreme capsule
27. 外囊　external capsule
28. 内囊前肢　anterior limb of internal capsule
29. 内囊后肢　posterior limb of internal capsule
30. 透明隔　septum pellucidum
31. 穹窿　fornix
32. 丘纹静脉　thalamostriate vein
33. 第三脑室　third ventricle
34. 背侧丘脑　dorsal thalamus
35. 帆间池　cistern of velum interpositum
36. 颞横回　transverse temporal gyrus
37. 胼胝体压部　splenium of corpus callosum
38. 海马伞　fimbria of hippocampus
39. 侧脑室后角　posterior horn of lateral ventricle
40. 颞中回　middle temporal gyrus
41. 距状沟　calcarine sulcus
42. 大脑内静脉　internal cerebral vein
43. 大脑大静脉　greater cerebral vein
44. 禽距　calcar avis
45. 舌回　lingual gyrus
46. 视辐射　optic radiation
47. 枕外侧回　lateral occipital gyrus
48. 人字缝　lambdoid suture
49. 枕骨　occipital bone
50. 枕额肌枕腹　occipital belly of occipitofrontalis
51. 胼胝体膝　genu of corpus callosum
52. 室间孔　interventricular foramen
53. 松果体　pineal body
54. 小脑幕　tentorium of cerebellum

图1-7　经上丘和后连合的横断层

Fig.1-7　Transverse section through superior colliculus and posterior commissure

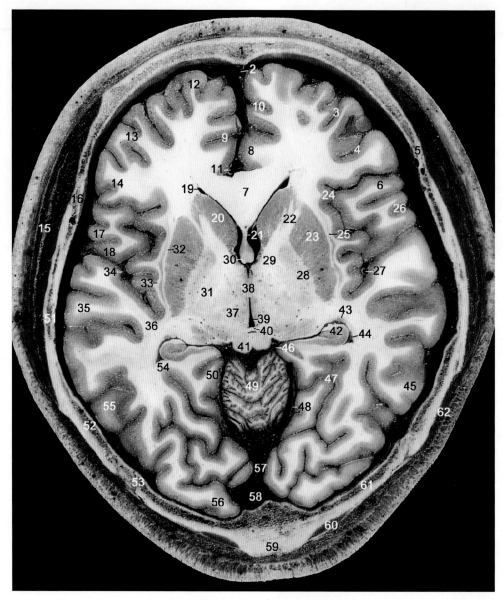

A. 断层标本(sectional specimen)

1. 额骨　frontal bone
2. 上矢状窦　superior sagittal sinus
3. 额上沟　superior frontal sulcus
4. 额下沟　inferior frontal sulcus
5. 翼点　pterion
6. 额下回岛盖部　opercular part of inferior frontal gyrus
7. 胼胝体膝　genu of corpus callosum
8. 扣带回　cingulate gyrus

9. 扣带沟　cingulate sulcus
10. 额内侧回　medial frontal gyrus
11. 大脑前动脉　anterior cerebral artery
12. 额上回　superior frontal gyrus
13. 额中回　middle frontal gyrus
14. 额下回三角部　triangular part of inferior frontal gyrus
15. 颞肌　temporalis

16. 蝶骨大翼　greater wing of sphenoid bone
17. 中央前回　precentral gyrus
18. 中央后回　postcentral gyrus
19. 侧脑室前角　anterior horn of lateral ventricle
20. 尾状核　caudate nucleus
21. 透明隔　septum pellucidum
22. 内囊前肢　anterior limb of

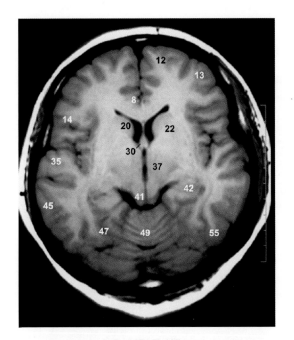

B. MRI T₁ WI

C. MRI T₂ WI

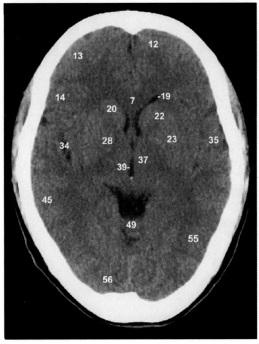

D. CT

- tery
- 28. 苍白球　globus pal-lidus
- 29. 内囊膝　genu of internal capsule
- 30. 穹窿　fornix
- 31. 内囊后肢　posterior limb of internal capsule
- 32. 外囊　external capsule
- 33. 最外囊　extreme capsule
- 34. 外侧沟　lateral sulcus
- 35. 颞上回　superior temporal gyrus
- 36. 听辐射　acoustic radiation
- 37. 背侧丘脑　dorsal thalamus
- 38. 丘脑间粘合　interthalamic adhesion
- 39. 第三脑室　third ventricle
- 40. 后连合　posterior commissure
- 41. 上丘　superior colliculus
- 42. 海马　hippocampus
- 43. 尾状核尾　tail of caudate nucleus
- 44. 侧脑室下角　inferior horn of lateral ventricle
- 45. 颞中回　middle temporal gyrus
- 46. 大脑后动脉　posterior cerebral artery
- 47. 侧副沟　collateral sulcus
- 48. 小脑幕　tentorium of cerebellum
- 49. 小脑蚓　vermis of cerebellum
- 50. 海马旁回　parahippocampal gyrus
- 51. 颞骨鳞部　squamous part of temporal bone
- 52. 顶骨　parietal bone
- 53. 人字缝　lambdoid suture
- 54. 侧副隆起　collateral eminence
- 55. 颞下回　inferior temporal gyrus
- 56. 枕叶　occipital lobe
- 57. 直窦　straight sinus
- 58. 窦汇　confluence of sinus
- 59. 枕外隆凸　lateral occipital protuberance
- 60. 头半棘肌　semispinalis capitis
- 61. 枕骨　occipital bone
- 62. 枕额肌枕腹　occipital belly of occipitofrontalis

- internal capsule
- 23. 壳　putamen
- 24. 岛叶　insula
- 25. 屏状核　claustrum
- 26. 中央沟　central sulcus
- 27. 大脑中动脉　middle cerebral ar-

图 1-8　经下丘和前连合的横断层

Fig.1-8　Transverse section through inferior colliculus and anterior commissure

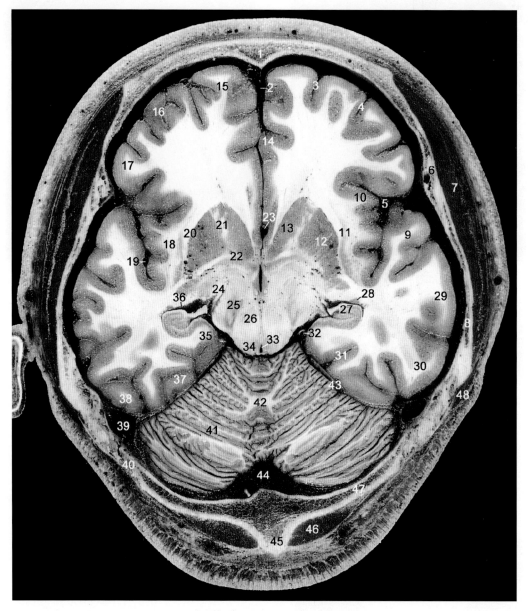

A. 断层标本(sectional specimen)

1. 额骨　frontal bone
2. 大脑镰　cerebral falx
3. 额上沟　superior frontal sulcus
4. 额下沟　inferior frontal sulcus
5. 外侧沟　lateral sulcus
6. 蝶骨大翼　greater wing of sphenoid bone
7. 颞肌　temporalis
8. 颞骨鳞部　squamous part of temporal bone

9. 颞上回　superior temporal gyrus
10. 岛叶　insula
11. 屏状核　claustrum
12. 壳　putamen
13. 尾状核　caudate nucleus
14. 额内侧回　medial frontal gyrus
15. 额上回　superior frontal gyrus
16. 额中回　middle frontal gyrus

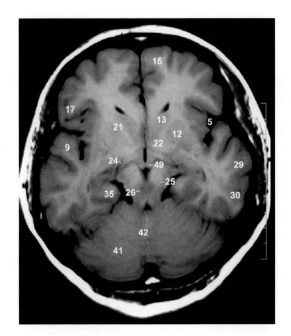

B. MRI T₁ WI

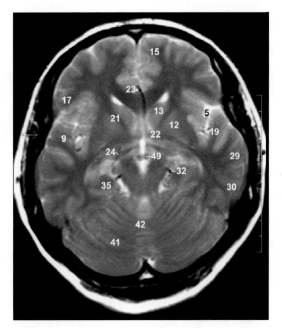

C. MRI T₂ WI

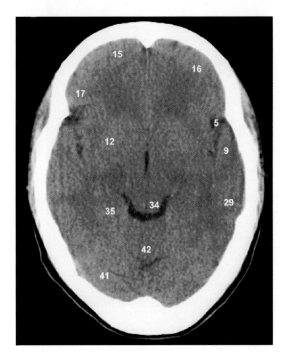

D. CT

22. 前连合 anterior commissure
23. 大脑前动脉 anterior cerebral artery
24. 视束 optic tract
25. 黑质 substantia nigra
26. 红核 red nucleus
27. 海马 hippocampus
28. 尾状核尾 tail of caudate nucleus
29. 颞中回 middle temporal gyrus
30. 颞下回 inferior temporal gyrus
31. 侧副沟 collateral sulcus
32. 大脑后动脉 posterior cerebral artery
33. 中脑水管 mesencephalic aqueduct
34. 下丘 inferior colliculus
35. 海马旁回 parahippocampal gyrus
36. 侧脑室下角 inferior horn of lateral ventricle
37. 枕颞内侧回 medial occipitotemporal gyrus
38. 枕颞外侧回 lateral occipitotemporal gyrus
39. 横窦 transverse sinus
40. 人字缝 lambdoid suture
41. 小脑半球 cerebellar hemisphere
42. 小脑蚓 vermis of cerebellum
43. 小脑幕 tentorium of cerebellum
44. 窦汇 confluence of sinus
45. 枕外隆凸 lateral occipital protuberance
46. 头半棘肌 semispinalis capitis
47. 枕骨 occipital bone
48. 枕额肌枕腹 occipital belly of occipitofrontalis
49. 乳头体 mamillary body

17. 额下回 inferior frontal gyrus
18. 最外囊 extreme capsule
19. 大脑中动脉 middle cerebral artery
20. 外囊 external capsule
21. 内囊前肢 anterior limb of internal capsule

图 1-9 经小脑上脚的横断层
Fig.1-9 Transverse section through superior cerebellar peduncle

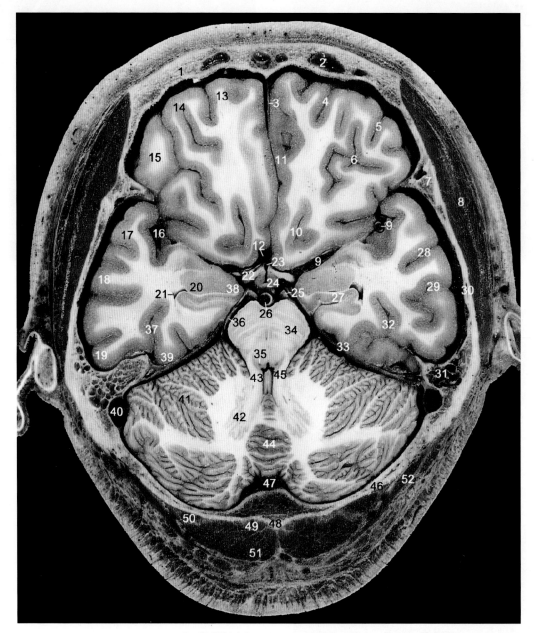

A. 断层标本(sectional specimen)

1. 额骨 frontal bone
2. 额窦 frontal sinus
3. 大脑镰 cerebral falx
4. 额上沟 superior frontal sulcus
5. 额下沟 inferior frontal sulcus
6. 眶沟 orbital sulci
7. 蝶骨大翼 greater wing of sphe-
noid bone
8. 颞肌 temporalis
9. 大脑中动脉 middle cerebral artery
10. 嗅束沟 olfactory sulcus
11. 额内侧回 medial frontal gy-rus
12. 大脑前动脉 anterior cerebral artery
13. 额上回 superior frontal gyrus
14. 额中回 middle frontal gyrus
15. 额下回 inferior frontal gyrus
16. 外侧沟 lateral sulcus
17. 颞上回 superior temporal

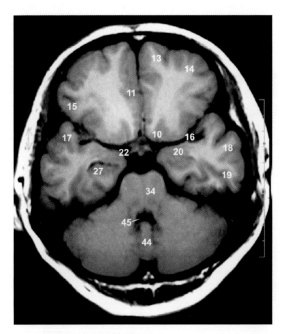

B. MRI T₁ WI

C. MRI T₂ WI

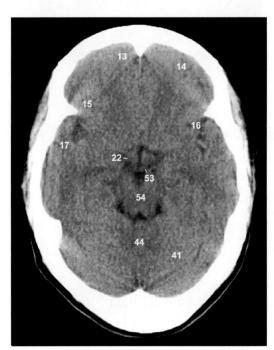

D. CT

gyrus

18. 颞中回　middle temporal gy-rus

19. 颞下回　inferior temporal gy-rus

20. 杏仁体　amygdaloid body

21. 侧脑室下角　inferior horn of lateral ventricle

22. 视束　optic tract

23. 第三脑室漏斗隐窝　infundibular recess of third ventricle

24. 下丘脑　hypothalamus

25. 动眼神经　oculomotor nerve

26. 基底动脉　basilar artery

27. 海马　hippocampus

28. 颞上沟　superior temporal sulcus

29. 颞下沟　inferior temporal sulcus

30. 颞骨鳞部　sqamous part of temporal bone

31. 颞骨岩部　petrous part of temporal bone

32. 侧副沟　collateral sulcus

33. 小脑幕　tentorium of cerebellum

34. 脑桥　pons

35. 蓝斑　locus ceruleus

36. 大脑后动脉　posterior cerebral artery

37. 枕颞沟　occipitotemporal sulcus

38. 钩　uncus

39. 枕颞内侧回　medial occipitotemporal gyrus

40. 乙状窦　sigmoid sinus

41. 小脑半球　cerebellar hemisphere

42. 齿状核　dentate nucleus

43. 小脑上脚　superior cerebellar peduncle

44. 小脑蚓　vermis of cerebellum

45. 第四脑室　fourth ventricle

46. 枕骨　occipital bone

47. 枕窦　occipital sinus

48. 枕外隆凸　lateral occipital protuberance

49. 头后小直肌　rectus capitis posterior minor

50. 头上斜肌　obliquus capitis superior

51. 头半棘肌　semispinalis capitis

52. 头夹肌　splenius capitis

53. 乳头体　mamillary body

54. 中脑　midbrain

图1-10 经垂体的横断层
Fig.1-10 Transverse section through hypophysis

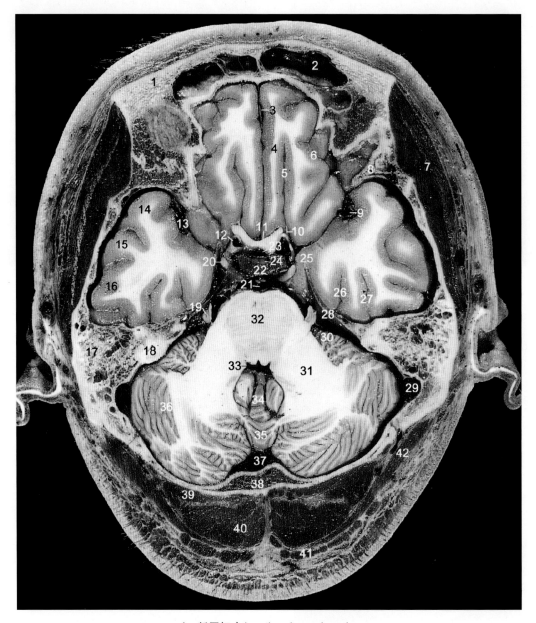

A. 断层标本(sectional specimen)

1. 额骨　frontal bone
2. 额窦　frontal sinus
3. 大脑镰　cerebral falx
4. 直回　gyrus rectus
5. 嗅束沟　olfactory sulcus
6. 眶回　orbital gyri
7. 颞肌　temporalis

8. 蝶骨小翼　lesser wing of sphenoid bone
9. 大脑中动脉　middle cerebral artery
10. 嗅束　olfactory tract
11. 视交叉　optic chiasma
12. 颈内动脉　internal carotid artery
13. 外侧沟　lateral sulcus
14. 颞上回　superior temporal gyrus

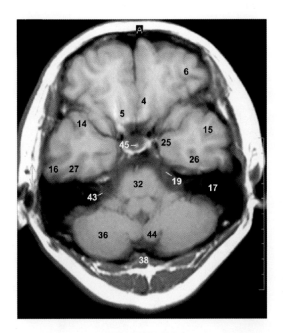

B. MRI T₁ WI

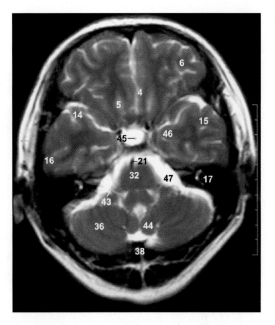

C. MRI T₂ WI

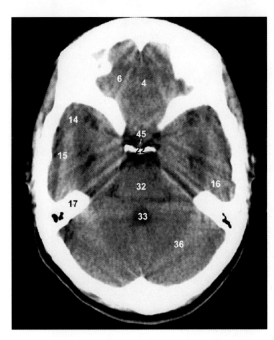

D. CT

15. 颞中回　middle temporal gyrus
16. 颞下回　inferior temporal gyrus
17. 颞骨岩部　petrous part of temporal bone
18. 骨半规管　bony semicircular canal
19. 三叉神经　trigeminal nerve
20. 动眼神经　oculomotor nerve
21. 基底动脉　basilar artery

22. 鞍背　dorsum sellae
23. 漏斗　infundibulum
24. 垂体　hypophysis
25. 钩　uncus
26. 侧副沟　collateral sulcus
27. 枕颞沟　occipitotemporal sulcus
28. 小脑幕　tentorium of cerebellum
29. 乙状窦　sigmoid sinus
30. 绒球　flocculus
31. 小脑中脚　middle cerebellar peduncle
32. 脑桥　pons
33. 第四脑室　fourth ventricle
34. 小结　nodule
35. 蚓锥体　pyramid of vermis
36. 小脑半球　cerebellar hemisphere
37. 枕窦　occipital sinus
38. 枕骨　occipital bone
39. 头后大直肌　rectus capitis posterior major
40. 头半棘肌　semispinalis capitis
41. 斜方肌　trapezius
42. 头夹肌　splenius capitis
43. 面神经和前庭蜗神经　facial and vestibulocochlear nerves
44. 小脑扁桃体　tonsil of cerebellum
45. 垂体柄　stalk of hypophysis
46. 杏仁体　amygdaloid body
47. 脑桥小脑角池　cistern of pontocerebellar trigone

图1-11 经海绵窦的横断层

Fig.1-11 Transverse section through cavernous sinus

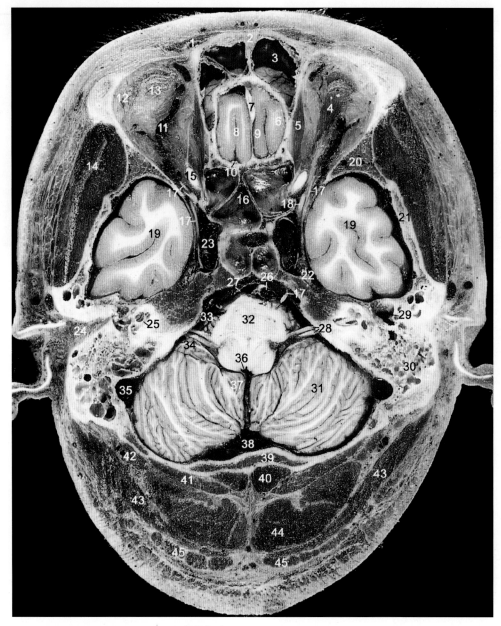

A. 断层标本(sectional specimen)

1. 枕额肌额腹 frontal belly of occipitofrontalis
2. 额骨 frontal bone
3. 额窦 frontal sinus
4. 上直肌 superior rectus
5. 上斜肌 superior obliquus
6. 眶回 orbital gyri
7. 鸡冠 crista galli

8. 嗅束沟 olfactory sulcus
9. 直回 gyrus rectus
10. 嗅束 olfactory tract
11. 眼上静脉 superior ophthalmic vein
12. 泪腺 lacrimal gland
13. 眶脂体 adipose body of orbit
14. 颞肌 temporalis

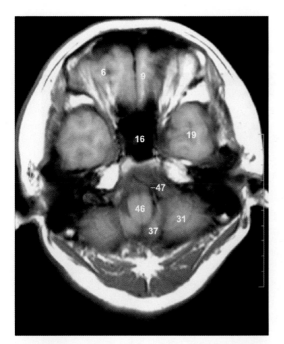

B. MRI T₁ WI

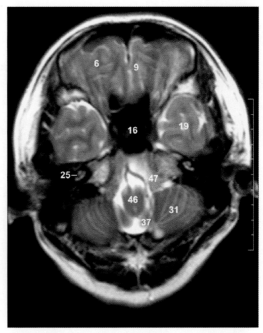

C. MRI T₂ WI

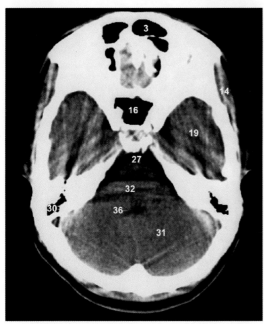

D. CT

15. 视神经 optic nerve
16. 蝶窦 sphenoidal sinus
17. 展神经 abducent nerve
18. 眼神经 ophthalmic nerve
19. 颞叶 temporal lobe
20. 蝶骨 sphenoid bone
21. 颞骨鳞部 squamous part of temporal bone

22. 三叉神经节 trigeminal ganglion
23. 颈内动脉和海绵窦 internal carotid artery and cavernous sinus
24. 外耳道 external acoustic meatus
25. 耳蜗 cochlea
26. 基底动脉 basilar artery
27. 桥池 pontine cistern
28. 面神经和前庭蜗神经 facial and vestibulocochlear nerves
29. 鼓室 tympanic cavity
30. 乳突小房 mastoid cells
31. 小脑半球 cerebellar hemisphere
32. 脑桥基底部 basilar part of pons
33. 脑桥小脑角池 cistern of pontocerebellar trigone
34. 绒球 flocculus
35. 乙状窦 sigmoid sinus
36. 第四脑室 fourth ventricle
37. 小脑扁桃体 tonsil of cerebellum
38. 枕窦 occipital sinus
39. 枕骨 occipital bone
40. 头后小直肌 rectus capitis posterior minor
41. 头后大直肌 rectus capitis posterior major
42. 头最长肌 longissimus capitis
43. 头夹肌 splenius capitis
44. 头半棘肌 semispinalis capitis
45. 斜方肌 trapezius
46. 延髓 medulla oblongata
47. 椎动脉 vertebral artery

图1-12 经颞下颌关节的横断层

Fig.1-12 Transverse section through temporomandibular joint

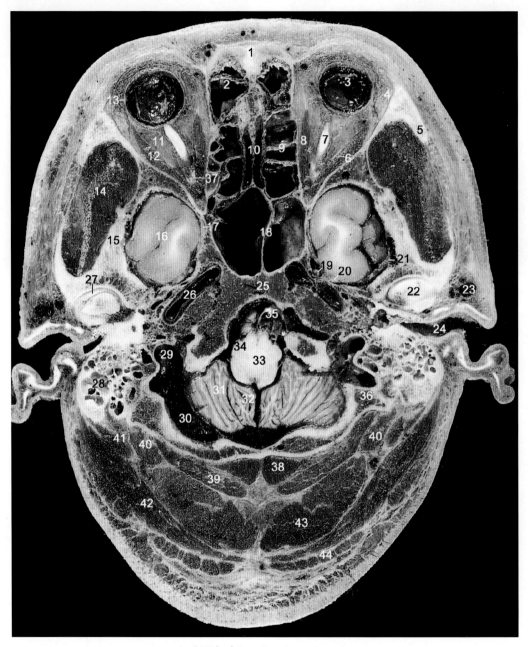

A. 断层标本(sectional specimen)

1. 额骨　frontal bone
2. 额窦　frontal sinus
3. 视网膜　retina
4. 泪腺　lacrimal gland
5. 颧弓　zygomatic arch
6. 展神经　abducent nerve
7. 视神经　optic nerve
8. 内直肌　medial rectus
9. 筛窦　ethmoidal cellules
10. 鼻中隔　nasal septum
11. 眶脂体　adipose body of orbit
12. 外直肌　lateral rectus

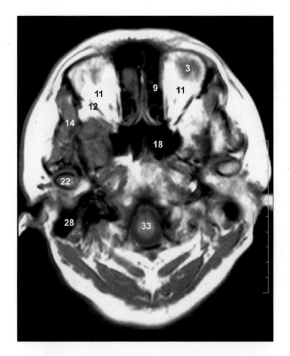

B. MRI T₁ WI

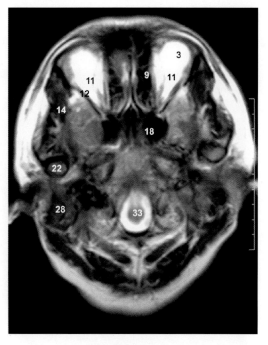

C. MRI T₂ WI

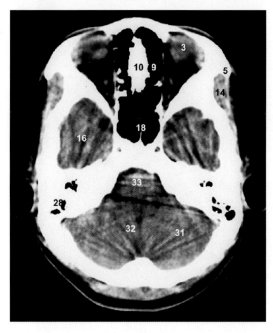

D. CT

13. 巩膜　sclera

14. 颞肌　temporalis

15. 颞骨鳞部　squamous part of temporal bone

16. 颞叶　temporal lobe

17. 眼神经　ophthalmic nerve

18. 蝶窦　sphenoidal sinus

19. 上颌神经　maxillary nerve

20. 下颌神经　mandibular nerve

21. 硬脑膜　cerebral dura mater

22. 下颌骨髁突　condylar process of mandible

23. 颞浅静脉　superficial temporal vein

24. 外耳道　external acoustic meatus

25. 枕骨基底部　basilar part of occipital bone

26. 颈动脉管和颈内动脉　carotid canal and internal carotid artery

27. 关节盘　articular disc

28. 乳突小房　mastoid cells

29. 颈静脉孔　jugular foramen

30. 乙状窦　sigmoid sinus

31. 小脑半球　cerebellar hemisphere

32. 小脑扁桃体　tonsil of cerebellum

33. 延髓　medulla oblongata

34. 下橄榄核　inferior olivary nucleus

35. 椎动脉　vertebral artery

36. 枕骨　occipital bone

37. 动眼神经　oculomotor nerve

38. 头后小直肌　rectus capitis posterior minor

39. 头后大直肌　rectus capitis posterior major

40. 头上斜肌　obliquus capitis superior

41. 头最长肌　longissimus capitis

42. 头夹肌　splenius capitis

43. 头半棘肌　semispinalis capitis

44. 斜方肌　trapezius

图 1-13 经枕骨大孔的横断层
Fig.1-13 Transverse section through foramen magnum of occipital bone

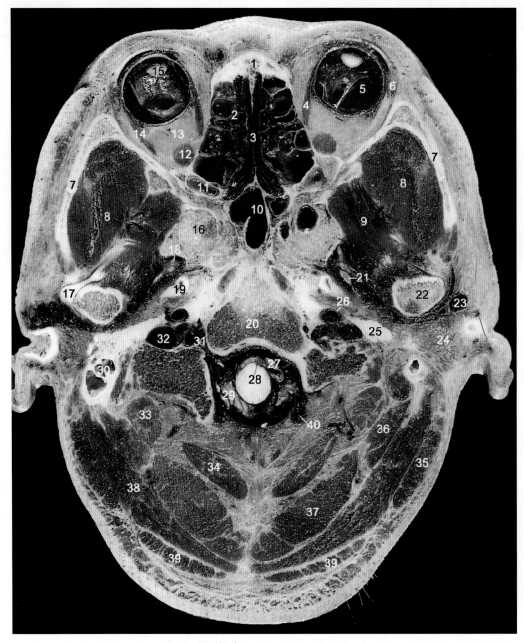

A. 断层标本(sectional specimen)

1. 鼻骨 nasal bone
2. 筛窦 ethmoidal cellules
3. 鼻中隔 nasal septum
4. 内直肌 medial rectus
5. 视网膜 retina

6. 泪腺 lacrimal gland
7. 颧弓 zygomatic arch
8. 颞肌 temporalis
9. 翼外肌 lateral pterygoid
10. 蝶窦 sphenoidal sinus

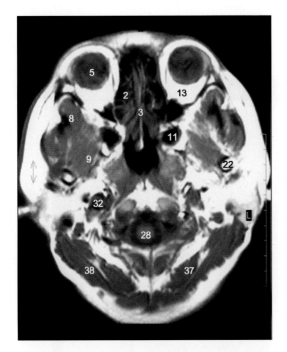

B. MRI T₁ WI

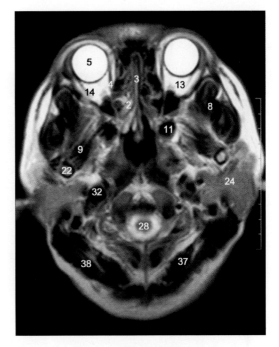

C. MRI T₂ WI

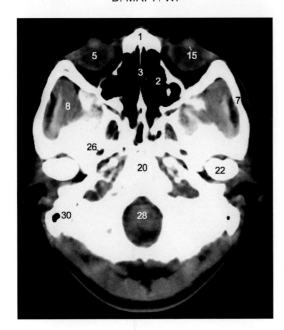

D. CT

11. 上颌窦　maxillary sinus
12. 下直肌　inferior rectus
13. 眶脂体　adipose body of orbit
14. 外直肌　lateral rectus
15. 晶状体　lens
16. 蝶骨大翼　greater wing of sphenoid bone

17. 关节盘　articular disc
18. 上颌神经　maxillary nerve
19. 咽鼓管软骨　cartilage of auditory tube
20. 枕骨基底部　basilar part of occipital bone
21. 下颌神经　mandibular nerve
22. 下颌骨髁突　condylar process of mandible
23. 颞浅静脉　superficial temporal vein
24. 腮腺　parotid gland
25. 茎突　styloid process
26. 颈内动脉　internal carotid artery
27. 椎动脉　vertebral artery
28. 延髓　medulla oblongata
29. 小脑扁桃体　tonsil of cerebellum
30. 乳突　mastoid process
31. 舌下神经管和舌下神经　hypoglossal canal and nerve
32. 颈内静脉　internal jugular vein
33. 头上斜肌　obliquus capitis superior
34. 头后大直肌　rectus capitis posterior major
35. 胸锁乳突肌　sternocleidomastoid
36. 头最长肌　longissimus capitis
37. 头半棘肌　semispinalis capitis
38. 头夹肌　splenius capitis
39. 斜方肌　trapezius
40. 基底静脉丛　basal venous plexus

图1-14 经寰枕关节的横断层

Fig.1-14 Transverse section through atlantooccipital joint

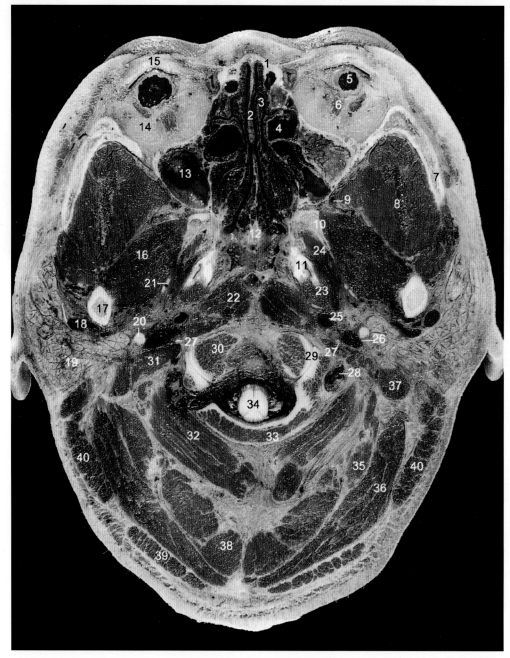

A. 断层标本(sectional specimen)

1. 鼻骨　nasal bone
2. 鼻中隔　nasal septum
3. 中鼻甲　middle nasal concha
4. 筛窦　ethmoidal cellules
5. 眼球　eyeball

6. 下直肌　inferior rectus
7. 颧弓　zygomatic arch
8. 颞肌　temporalis
9. 蝶腭动脉　sphenopalatine artery
10. 翼突外侧板　lateral pterygoid plate

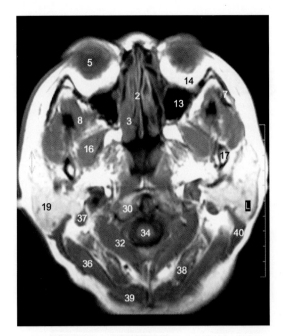

B. MRI T₁ WI

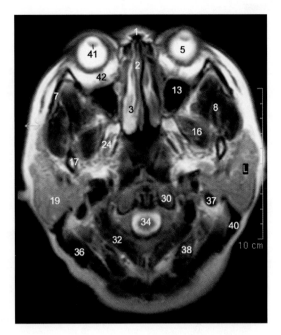

C. MRI T₂ WI

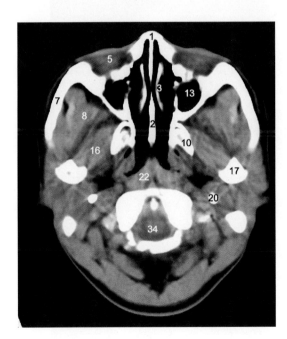

D. CT

11. 咽鼓管软骨　cartilage of auditory tube
12. 犁骨　vomer
13. 上颌窦　maxillary sinus
14. 眶脂体　adipose body of orbit
15. 下睑　lower eyelid
16. 翼外肌　lateral pterygoid
17. 下颌颈　neck of mandible

18. 颈外动脉和下颌后静脉　external carotid artery and retromandibular vein
19. 腮腺　parotid gland
20. 茎突　styloid process
21. 下颌神经　mandibular nerve
22. 头长肌和颈长肌　longus capitis and colli
23. 腭帆张肌　tensor veli palatini
24. 翼内肌　medial pterygoid
25. 颈内动脉　internal carotid artery
26. 颈内静脉　internal jugular vein
27. 迷走神经　vagus nerve
28. 椎动脉　vertebral artery
29. 寰枕关节　atlantooccipital joint
30. 枕髁　occipital condyle
31. 中、后斜角肌　scalenus medius and posterior
32. 头后大直肌　rectus capitis posterior major
33. 寰椎后弓　posterior arch of atlas
34. 脊髓　spinal cord
35. 头最长肌　longissimus capitis
36. 头夹肌　splenius captitis
37. 二腹肌后腹　posterior belly of digastric
38. 头半棘肌　semispinalis capitis
39. 斜方肌　trapezius
40. 胸锁乳突肌　sternocleidomastoid
41. 晶状体　lens
42. 视神经　optic nerve

第二章　颈部连续横断层

Chapter 2　Serial Transverse Sections of Neck

图 2-1　经会厌和舌骨大角的横断层

Fig.2-1　Transverse section through epiglottis and greater horn of hyoid bone

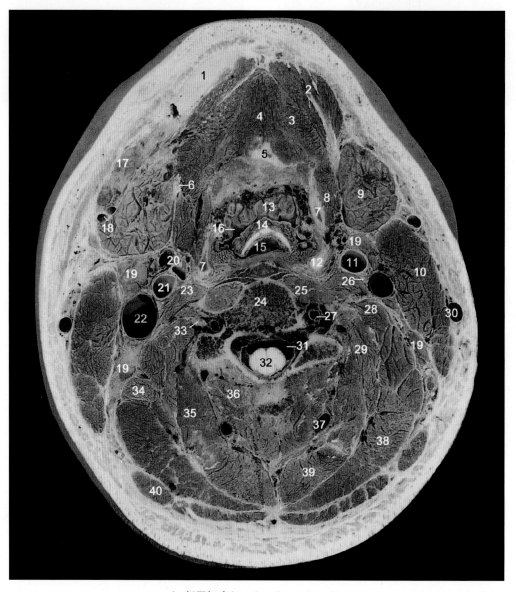

A. 断层标本(sectional specimen)

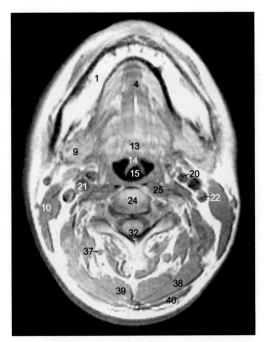

B. MRI T₁ WI

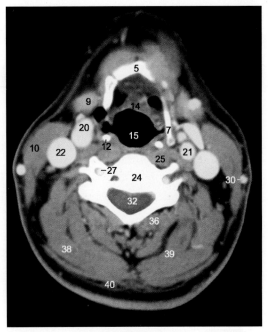

C. CT

1. 下颌骨　mandible
2. 二腹肌前腹　anterior belly of digastric
3. 下颌舌骨肌　mylohyoid
4. 颏舌肌　genioglossus
5. 舌骨体　body of hyoid bone
6. 二腹肌中间腱　intermediate tendon of digastric
7. 舌骨大角　greater horn of hyoid bone
8. 舌骨舌肌　hyoglossus
9. 下颌下腺　submandibular gland
10. 胸锁乳突肌　sternocleidomastoid
11. 颈总动脉　common carotid artery
12. 甲状软骨上角　superior cornu of thyroid cartilage
13. 舌扁桃体　lingual tonsil
14. 会厌　epiglottis
15. 喉咽　laryngopharynx
16. 口腔　oral cavity
17. 下颌下淋巴结　submandibular lymph nodes
18. 面动、静脉　facial artery and vein
19. 颈外侧深淋巴结　deep lateral cervical lymph nodes
20. 颈外动脉和甲状腺上动脉　external carotid artery

and superior thyroid artery
21. 颈内动脉　internal carotid artery
22. 颈内静脉　internal jugular vein
23. 前斜角肌　scalenus anterior
24. 第4颈椎　4th cervical vertebrae
25. 头长肌和颈长肌　longus capitis and colli
26. 迷走神经　vagus nerve
27. 椎动脉　vertebral artery
28. 中斜角肌　scalenus medius
29. 最长肌　longissimus
30. 颈外静脉　external jugular vein
31. 蛛网膜下隙　subarachnoid space
32. 脊髓　spinal cord
33. 第4颈神经　4th ceivical nerve
34. 肩胛提肌　levator scapulae
35. 颈夹肌　splenius cervicis
36. 多裂肌　multifidi
37. 颈深静脉　deep cervical vein
38. 头夹肌　splenius capitis
39. 头半棘肌　semispinalis capitis
40. 斜方肌　trapezius

图 2-2　经舌骨体的横断层

Fig.2-2　Transverse section through body of hyoid bone

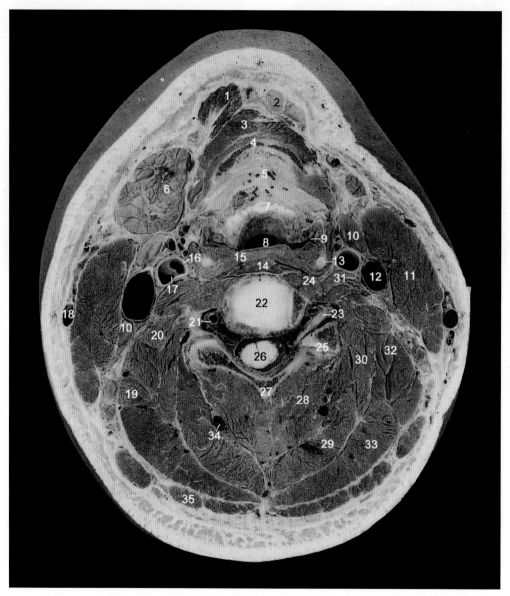

A. 断层标本(sectional specimen)

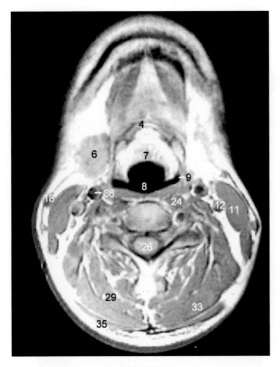

B. MRI T₁ WI

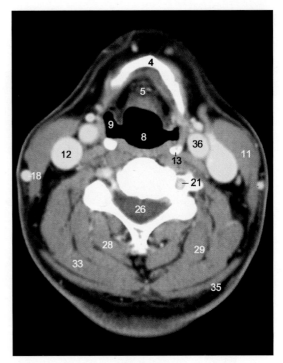

C. CT

1. 二腹肌前腹　anterior belly of digastric
2. 下颌下淋巴结　submandibular lymph nodes
3. 胸骨舌骨肌和肩胛舌骨肌上腹　sternohyoid and superior belly of omohyoid
4. 舌骨体　body of hyoid bone
5. 会厌前间隙　preepiglottic space
6. 下颌下腺　submandibular gland
7. 会厌软骨　epiglottic cartilage
8. 喉咽　laryngopharynx
9. 梨状隐窝　piriform recess
10. 颈外侧深淋巴结　deep lateral cervical lymph nodes
11. 胸锁乳突肌　sternocleidomastoid
12. 颈内静脉　internal jugular vein
13. 甲状软骨上角　superior cornu of thyroid cartilage
14. 咽后间隙　retropharyngeal space
15. 咽下缩肌　inferior constrictor of pharynx
16. 颈外动脉　external carotid artery
17. 颈内动脉　internal carotid artery
18. 颈外静脉　external jugular vein
19. 肩胛提肌　levator scapulae
20. 中斜角肌　scalenus medius
21. 椎动脉　vertebral artery
22. 第4颈椎间盘　4th cervical intervertebral disc
23. 第4颈神经　4th cervical nerve
24. 头长肌和颈长肌　longus capitis and colli
25. 关节突关节　zygapophysial joint
26. 脊髓　spinal cord
27. 棘突　spinous process
28. 颈半棘肌　semispinalis cervicis
29. 头半棘肌　semispinalis capitis
30. 最长肌　longissimus
31. 迷走神经　vagus nerve
32. 后斜角肌　scalenus posterior
33. 头夹肌　splenius capitis
34. 颈深静脉　deep cervical vein
35. 斜方肌　trapezius
36. 颈总动脉　common carotid artery

图2-3 经甲状软骨上份的横断层
Fig.2-3 Transverse section through upper part of thyroid cartilage

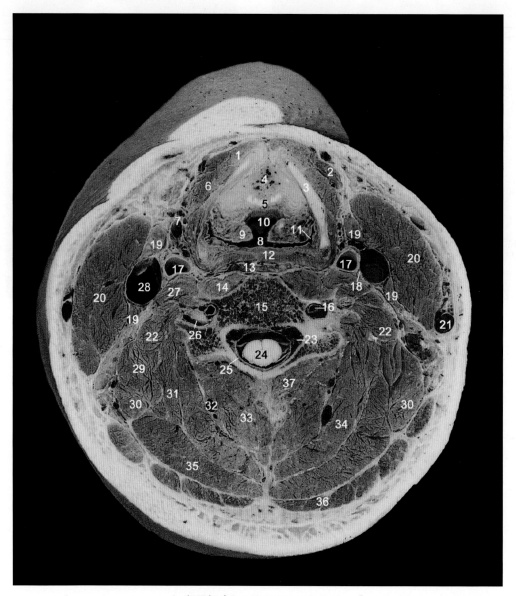

A. 断层标本(sectional specimen)

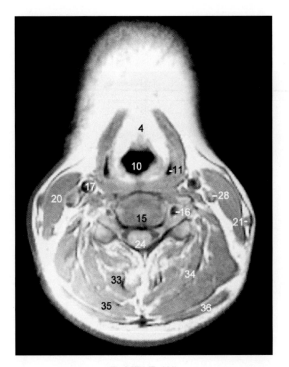

B. MRI T₁ WI

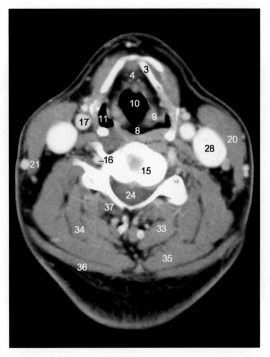

C. CT

1. 胸骨舌骨肌　sternohyoid
2. 肩胛舌骨肌上腹　superior belly of omohyoid
3. 甲状软骨　thyroid cartilage
4. 会厌前间隙　preepiglottic space
5. 会厌软骨　epiglottic cartilage
6. 甲状舌骨肌　thyrohyoid
7. 甲状腺上动、静脉　superior thyroid artery and vein
8. 喉咽　laryngopharynx
9. 杓状会厌襞　aryepiglottic fold
10. 喉前庭　laryngeal vestibule
11. 梨状隐窝　piriform recess
12. 咽下缩肌　inferior constrictor of pharynx
13. 咽后间隙　retropharyngeal space
14. 颈长肌　longus colli
15. 第5颈椎　5th cervical vertebrae
16. 椎动脉　vertebral artery
17. 颈总动脉　common carotid artery
18. 迷走神经　vagus nerve
19. 颈外侧深淋巴结　deep lateral cervical lymph nodes
20. 胸锁乳突肌　sternocleidomastoid
21. 颈外静脉　external jugular vein
22. 中斜角肌　scalenus medius
23. 椎内静脉丛　internal vertebral venous plexus
24. 脊髓　spinal cord
25. 硬脊膜　spinal dura mater
26. 第5颈神经　5th cervical nerve
27. 前斜角肌　scalenus anterior
28. 颈内静脉　internal jugular vein
29. 后斜角肌　scalenus posterior
30. 肩胛提肌　levator scapulae
31. 最长肌　longissimus
32. 颈深静脉　deep cervical vein
33. 颈半棘肌　semispinalis cervicis
34. 头半棘肌　semispinalis capitis
35. 头夹肌　splenius capitis
36. 斜方肌　trapezius
37. 多裂肌　multifidi

图 2-4　经甲状软骨中份的横断层

Fig.2-4　Transverse section through middle part of thyroid cartilage

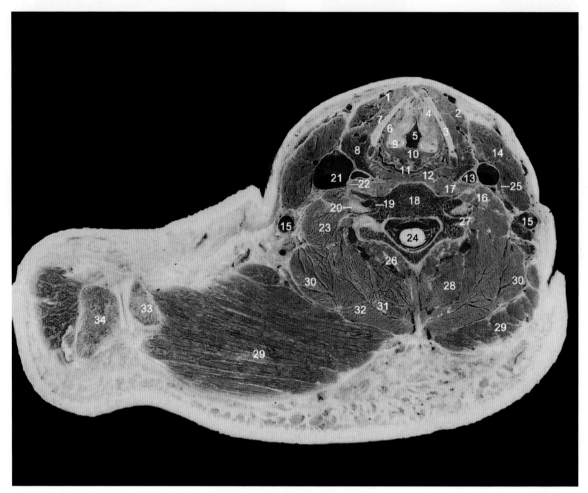

A. 断层标本(sectional specimen)

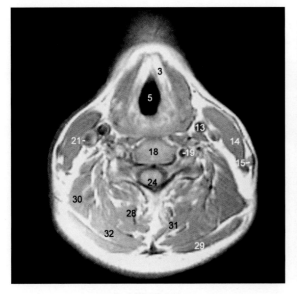

B. MRI T$_1$ WI

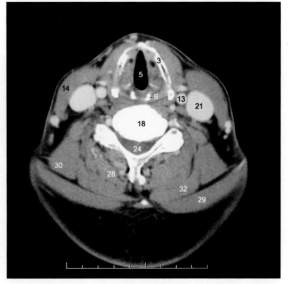

C. CT

1. 胸骨舌骨肌　sternohyoid
2. 肩胛舌骨肌上腹　superior belly of omohyoid
3. 甲状软骨　thyroid cartilage
4. 喉旁间隙　paralaryngeal space
5. 喉中间腔　intermedial cavity of larynx
6. 甲杓肌　thyroarytenoid
7. 甲状舌骨肌　thyrohyoid
8. 甲状腺　thyroid gland
9. 杓状软骨　arytenoid cartilage
10. 杓横肌　transverse arytenoid
11. 喉咽　laryngopharynx
12. 咽下缩肌　inferior constrictor of pharynx
13. 颈总动脉　common carotid artery
14. 胸锁乳突肌　sternocleidomastoid
15. 颈外静脉　external jugular vein
16. 前斜角肌　scalenus anterior
17. 颈长肌　longus colli
18. 第6颈椎　6th cervical vertebrae

19. 椎动脉　vertebral artery
20. 第6颈神经　6th cervical nerve
21. 颈内静脉　internal jugular vein
22. 迷走神经　vagus nerve
23. 中、后斜角肌　scalenus medius and posterior
24. 脊髓　spinal cord
25. 颈外侧深淋巴结　deep lateral cervical lymph nodes
26. 多裂肌　multifidi
27. 横突后结节　posterior tubercle of transverse process
28. 颈半棘肌　semispinalis cervicis
29. 斜方肌　trapezius
30. 肩胛提肌　levator scapulae
31. 头半棘肌　semispinalis capitis
32. 头夹肌　splenius capitis
33. 锁骨肩峰端　acromial end of clavicle
34. 肩峰　acromion

图 2-5　经声襞和环状软骨板的横断层
Fig.2-5　Transverse section through vocal fold and lamina of cricoid cartilage

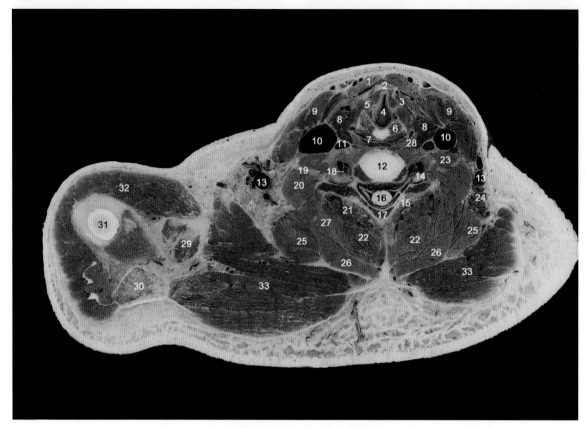

A. 断层标本(sectional specimen)

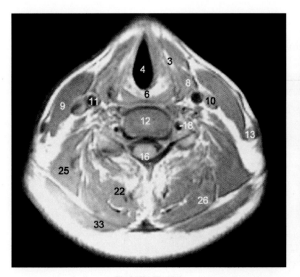

B. MRI T₁ WI

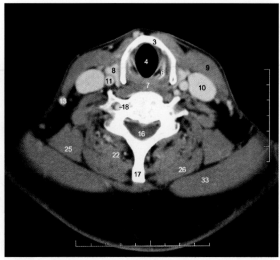

C. CT

1. 胸骨舌骨肌　sternohyoid
2. 喉结　laryngeal prominence
3. 甲状软骨　thyroid cartilage
4. 喉中间腔　intermedial cavity of larynx
5. 环甲肌　cricothyroid
6. 环状软骨板　lamina of cricoid cartilage
7. 喉咽　laryngopharynx
8. 甲状腺　thyroid gland
9. 胸锁乳突肌　sternocleidomastoid
10. 颈内静脉　internal jugular vein
11. 颈总动脉　common carotid artery
12. 第6颈椎间盘　6th cervical intervertebral disc
13. 颈外静脉　external jugular vein
14. 第6颈神经　6th cervical nerve
15. 颈神经根　root of cervical nerve
16. 脊髓　spinal cord
17. 棘突　spinous process
18. 椎动脉　vertebral artery

19. 臂丛　brachial plexus
20. 中、后斜角肌　scalenus medius and posterior
21. 多裂肌　multifidi
22. 颈半棘肌　semispinalis cervicis
23. 前斜角肌　scalenus anterior
24. 颈外侧浅淋巴结　superficial lateral cervical lymph nodes
25. 肩胛提肌　levator scapulae
26. 夹肌　splenius
27. 最长肌　longissimus
28. 甲状软骨下角　inferior cornu of thyroid cartilage
29. 锁骨　clavicle
30. 肩峰　acromion
31. 肱骨头　head of humerus
32. 三角肌　deltoid
33. 斜方肌　trapezius

图 2-6　经环状软骨和声门下腔的横断层

Fig.2-6　Transverse section through cricoid cartilage and infraglottic cavity

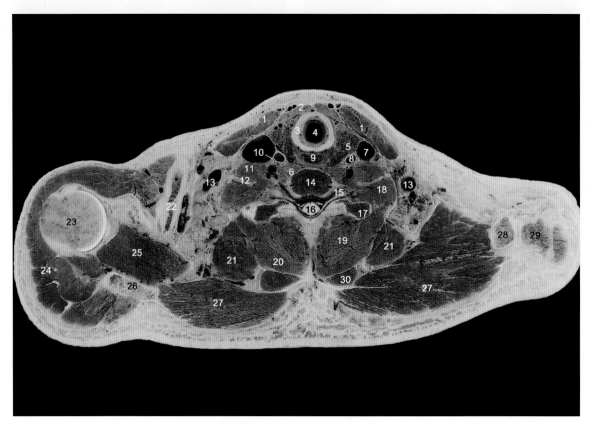

A. 断层标本(sectional specimen)

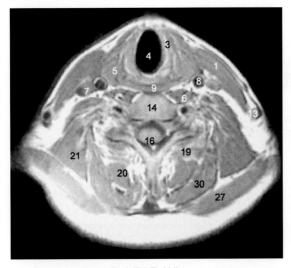

B. MRI T₁ WI

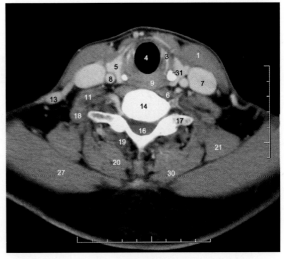

C. CT

1. 胸锁乳突肌 sternocleidomastoid
2. 胸骨舌骨肌 sternohyoid
3. 环状软骨 cricoid cartilage
4. 声门下腔 infraglottic cavity
5. 甲状腺 thyroid gland
6. 颈长肌 longus colli
7. 颈内静脉 internal jugular vein
8. 颈总动脉 common carotid artery
9. 食管 esophagus
10. 迷走神经 vagus nerve
11. 前斜角肌 scalenus anterior
12. 臂丛 brachial plexus
13. 颈外静脉 external jugular vein
14. 第7颈椎 7th cervical vertebrae
15. 第7颈神经 7th cervical nerve
16. 脊髓 spinal cord
17. 横突 transverse process

18. 中、后斜角肌 scalenus medius and posterior
19. 多裂肌和颈半棘肌 multifidi and semispinalis cervicis
20. 头半棘肌 semispinalis capitis
21. 肩胛提肌 levator scapulae
22. 锁骨 clavicle
23. 肱骨头 head of humerus
24. 三角肌 deltoid
25. 冈上肌 supraspinatus
26. 肩胛冈 spine of scapula
27. 斜方肌 trapezius
28. 锁骨肩峰端 acromial end of clavicle
29. 肩峰 acromion
30. 夹肌 splenius
31. 甲状软骨下角 inferior horn of thyroid cartilage

3

第三章 头颈部连续矢状断层

Chapter 3 Serial Sagittal Sections of Head and Neck

图 3-1 正中矢状面

Fig.3-1 Median sagittal plane

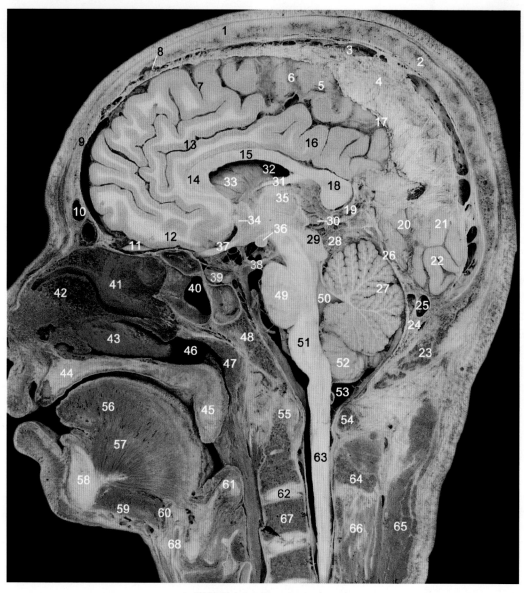

A. 断层标本(sectional specimen)

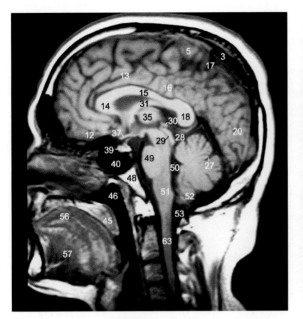

B. MRI T₁ WI

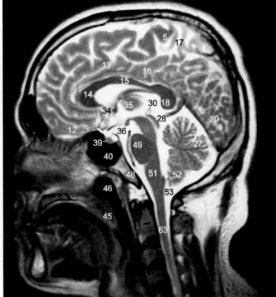

C. MRI T₂ WI

1. 冠状缝　coronal suture
2. 矢状缝　sagittal suture
3. 上矢状窦　superior sagittal sinus
4. 大脑镰　cerebral falx
5. 中央旁小叶　paracentral lobule
6. 中央旁沟和旁中央动脉　paracentral sulcus and paracentral artery
7. 额上回　superior frontal gyrus
8. 上矢状窦外侧陷窝　lateral lacunae of superior sagittal sinus
9. 额骨　frontal bone
10. 额窦　frontal sinus
11. 嗅球　olfactory bulb
12. 直回　gyrus rectus
13. 扣带沟　cingulate sulcus
14. 胼胝体膝　genu of corpus callosum
15. 胼胝体干　trunk of corpus callosum
16. 扣带回　cingulate gyrus
17. 扣带沟缘支　marginal ramus of cingulate sulcus
18. 胼胝体压部　splenium of corpus callosum
19. 大脑大静脉　great cerebral vein
20. 枕叶　occipital lobe
21. 左楔叶　left cuneus

22. 左舌回　left lingual gyrus
23. 枕骨　occipital bone
24. 小脑镰　cerebellar falx
25. 窦汇　confluence of sinus
26. 直窦　straight sinus
27. 小脑原裂　primary fissure of cerebellum
28. 四叠体池　quadrigeminal cistern
29. 四叠体　quadrigeminal body
30. 松果体　pineal body
31. 穹窿体　body of fornix
32. 侧脑室　lateral ventricle
33. 尾状核　caudate nucleus
34. 前连合　anterior commissure
35. 背侧丘脑　dorsal thalamus
36. 乳头体　mamillary body
37. 视交叉　opitc chiasma
38. 动眼神经　oculomotor nerve
39. 垂体　hypophysis
40. 蝶窦　sphenoidal sinus
41. 中鼻甲　middle nasal concha
42. 鼻中隔　nasal septum
43. 下鼻甲　inferior nasal concha
44. 上颌骨　maxilla
45. 软腭　soft palate
46. 鼻咽　nasopharynx
47. 咽壁　pharyngeal wall
48. 斜坡　clivus

49. 脑桥基底部　basilar part of pons
50. 第四脑室　4th ventricle
51. 延髓　medulla oblongata
52. 小脑扁桃体　tonsil of cerebellum
53. 小脑延髓池　cerebellomedullary cistern
54. 寰椎后弓　posterior arch of atlas
55. 枢椎齿突　dens of axis
56. 舌体　body of tongue
57. 颏舌肌　genioglossus
58. 下颌骨体　body of mandible
59. 下颌舌骨肌　mylohyoid
60. 舌骨　hyoid bone
61. 会厌　epiglottis
62. 第2颈椎间盘　2nd cervical intervertebral disc
63. 脊髓　spinal cord
64. 枢椎棘突　spinous process of axis
65. 头夹肌　splenius capitis
66. 棘间肌　interspinales
67. 第3颈椎体　3rd cervical vertebral body
68. 甲状软骨　thyroid cartilage

图 3-2 经右黑质和红核的矢状断层
Fig.3-2 The sagittal section through right substantia nigra and red nucleus

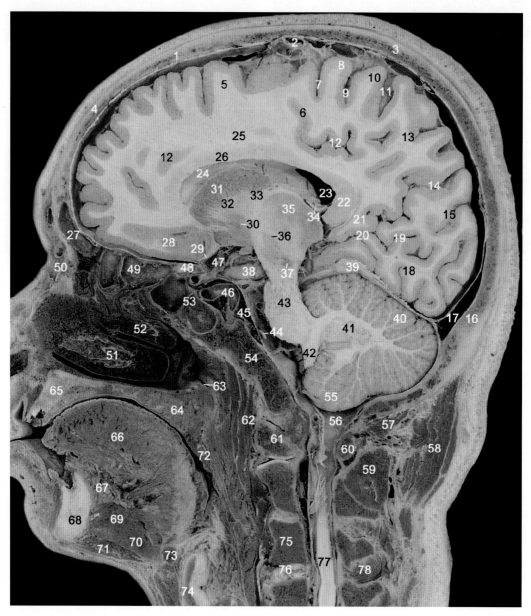

A. 断层标本(sectional specimen)

1. 冠状缝 coronal suture
2. 蛛网膜 arachnoid mater
3. 顶骨 parietal bone
4. 额骨 frontal bone
5. 额上回 superior frontal gyrus
6. 中央旁沟 paracentral sulcus
7. 中央前沟 precentral sulcus
8. 中央前回 precentral gyrus
9. 中央沟 central sulcus

10. 中央后回 postcentral gyrus
11. 中央后沟 postcentral sulcus
12. 扣带沟 cingulate sulcus
13. 楔前叶 precuneus
14. 顶枕沟 parietooccipital sulcus
15. 楔叶 cuneus
16. 枕骨 occipital bone
17. 上矢状窦 superior sagittal sinus
18. 舌回 lingual gyrus

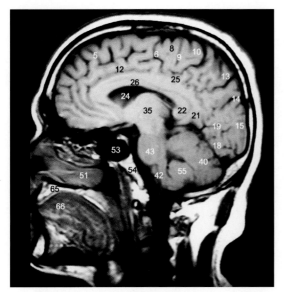

B. MRI T₁ WI

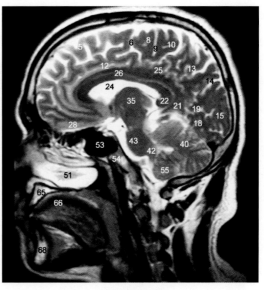

C. MRI T₂ WI

19. 距状沟后部　posterior part of calcarine sulcus
20. 距状沟前部　anterior part of calcarine sulcus
21. 扣带回峡　isthmus of cingulate gyrus
22. 胼胝体压部　splenium of corpus callosum
23. 侧脑室三角区　trigone of lateral ventricle
24. 侧脑室前角　anterior horn of lateral ventricle
25. 扣带　cingulum
26. 胼胝体干　trunk of corpus callosum
27. 额窦　frontal sinus
28. 直回　gyrus rectus
29. 嗅束　olfactory tract
30. 苍白球和前连合　globus pallidus and anterior commissure
31. 尾状核头　head of caudate nucleus
32. 内囊前肢　anterior limb of internal capsule
33. 内囊膝　genu of internal capsule
34. 海马伞　fimbria of hippocampus
35. 背侧丘脑　dorsal thalamus
36. 红核　red nucleus
37. 黑质　substantia nigra
38. 钩　uncus
39. 小脑幕　tentorium of cerebellum
40. 小脑半球　cerebellar hemisphere
41. 齿状核　dentate nucleus
42. 延髓　medulla oblongata
43. 脑桥　pons
44. 展神经　abducent nerve
45. 海绵窦　cavernous sinus
46. 颈内动脉海绵窦段　cavernous segment of internal carotid artery
47. 颈内动脉后膝段　posterior genu segment of internal carotid artery

48. 视神经　optic nerve
49. 筛窦　ethmoidal cellules
50. 内眦动、静脉　medial angular artery and vein
51. 下鼻甲　inferior nasal concha
52. 中鼻甲　middle nasal concha
53. 蝶窦　sphenoidal sinus
54. 斜坡　clivus
55. 小脑扁桃体　tonsil of cerebellum
56. 小脑延髓池　cerebellomedullary cistern
57. 头后小直肌　rectus capitis posterior minor
58. 头夹肌　splenius capitis
59. 头后大直肌　rectus capitis posterior major
60. 寰椎后弓　posterior arch of atlas
61. 寰椎前弓　anterior arch of atlas
62. 头长肌　longus capitis
63. 咽鼓管咽口　pharyngeal opening of auditory tube
64. 腭腺　palatine glands
65. 上颌骨　maxilla
66. 舌体　body of tongue
67. 舌下腺　sublingual gland
68. 下颌骨体　body of mandible
69. 颏舌骨肌　geniohyoid
70. 下颌舌骨肌　mylohyoid
71. 二腹肌前腹　anterior belly of digastric
72. 腭扁桃体　palatine tonsil
73. 舌骨　hyoid bone
74. 甲状软骨　thyroid cartilage
75. 第3颈椎体　3rd cervical vertebral body
76. 第3颈椎间盘　3rd cervical intervertebral disc
77. 脊髓　spinal cord
78. 棘间肌　interspinales

图 3-3　经右苍白球的矢状断层
Fig.3-3　The sagittal section through right globus pallidus

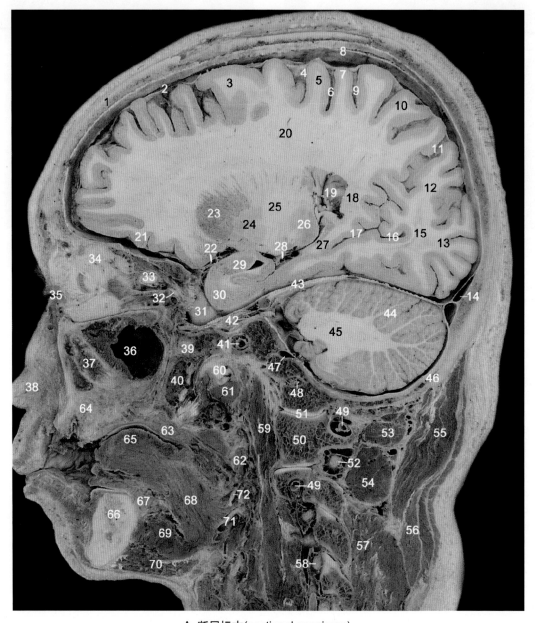

A. 断层标本(sectional specimen)

1. 额骨　frontal bone
2. 蛛网膜　arachnoid mater
3. 额上回　superior frontal gyrus
4. 中央前沟　percentral sulcus
5. 中央前回　precentral gyrus
6. 中央沟　central sulcus
7. 中央后回　postcentral gyrus
8. 硬脑膜　cerebral dura mater
9. 中央后沟　postcentral sulcus
10. 顶上小叶　superior parietal lobule
11. 顶枕沟　parietooccipital sulcus
12. 楔叶　cuneus
13. 舌回　lingual gyrus
14. 上矢状窦　superior sagittal sinus
15. 视辐射　optic radiation
16. 距状沟后部　posterior part of calcarine sulcus

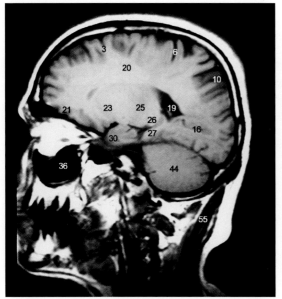

B. MRI T₁ WI

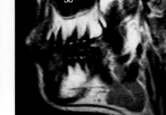

C. MRI T₂ WI

17. 距状沟前部　anterior part of calcarine sulcus
18. 胼胝体压部　splenium of corpus callosum
19. 侧脑室三角区　trigone of lateral ventricle
20. 辐射冠　corona radiata
21. 眶回　orbital gyri
22. 大脑中动脉　middle cerebral artery
23. 壳　putamen
24. 苍白球　globus pallidus
25. 内囊后肢　posterior limb of internal capsule
26. 背侧丘脑　dorsal thalamus
27. 海马旁回　parahippocampal gyrus
28. 大脑后动脉　posterior cerebral artery
29. 杏仁体　amygdaloid body
30. 钩　uncus
31. 颞叶　temporal lobe
32. 动眼神经　oculomotor nerve
33. 视神经　optic nerve
34. 眶脂体　adipose body of orbit
35. 内眦　medial angle of eye
36. 上颌窦　maxillary sinus
37. 上颌骨　maxilla
38. 鼻翼　alae nasi
39. 翼突　pterygoid process
40. 翼内肌　medial pterygoid
41. 颈内动脉　internal carotid artery
42. 三叉神经节　trigeminal ganglion
43. 小脑幕　tentorium of cerebellum
44. 小脑半球　cerebellar hemisphere
45. 小脑中脚　middle cerebellar peduncle

46. 枕骨　occipital bone
47. 岩下窦　inferior petrosal sinus
48. 舌下神经和舌下神经管　hypoglossal nerve and canal
49. 椎动脉　vertebral artery
50. 寰椎侧块　lateral mass of atlas
51. 寰枕关节　atlantooccipital joint
52. 第2颈神经　2nd cervical nerve
53. 头后大直肌　rectus capitis posterior major
54. 头下斜肌　obliquus capitis inferior
55. 头半棘肌　semispinalis capitis
56. 颈半棘肌　semispinalis cervicis
57. 横突棘肌　spinales transverse
58. 第4颈神经　4th cervical nerve
59. 头长肌　longus capitis
60. 咽鼓管软骨　cartilage of auditory tube
61. 腭帆提肌　levator veli palatini
62. 茎突咽肌　stylopharyngeus
63. 腭腺　palatine glands
64. 上颌骨牙槽突　alveolar process of maxilla
65. 舌体　body of tongue
66. 下颌骨体　body of mandible
67. 舌下腺　sublingual gland
68. 舌骨舌肌　hyoglossus
69. 下颌舌骨肌　mylohyoid
70. 二腹肌前腹　anterior belly of digastric
71. 舌下神经和舌动、静脉　hypoglossal nerve and lingual artery and vein
72. 舌咽神经　glossopharyngeal nerve

图 3-4　经右壳的矢状断层
Fig.3-4　The sagittal section through right putamen

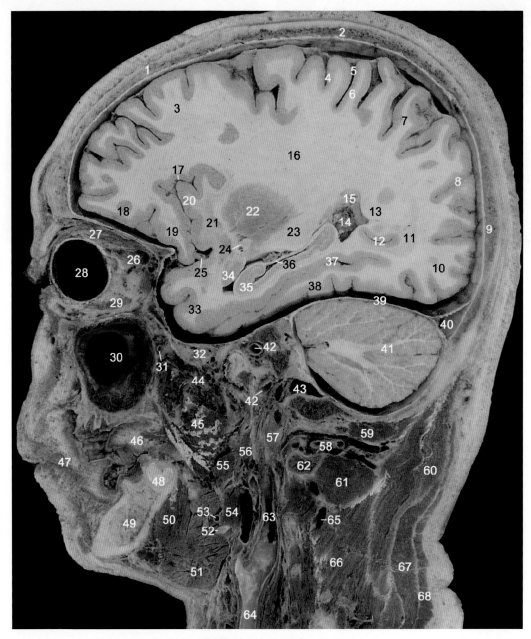

A. 断层标本(sectional specimen)

1. 额骨　frontal bone
2. 顶骨　parietal bone
3. 额上回　superior frontal gyrus
4. 中央前回　precentral gyrus
5. 中央沟　central sulcus
6. 中央后回　postcentral gyrus
7. 顶上小叶　superior parietal lobule

8. 顶枕沟　parietooccipital sulcus
9. 枕骨　occipital bone
10. 舌回　lingual gyrus
11. 视辐射　optic radiation
12. 距状沟　calcarine sulcus
13. 毯　tapetum
14. 侧脑室脉络丛　choroid plexus of lateral ven-

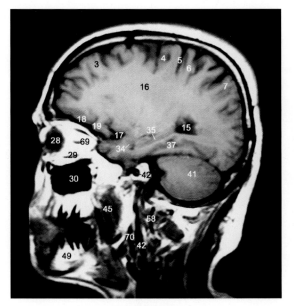

B. MRI T₁ WI

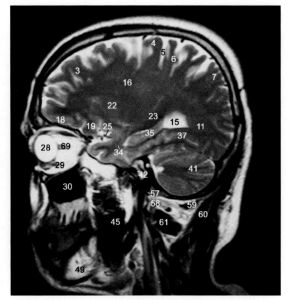

C. MRI T₂ WI

tricle

15. 侧脑室三角区 trigone of lateral ventricle

16. 辐射冠 corona radiata

17. 外侧沟 lateral sulcus

18. 眶回 orbital gyri

19. 额下回 inferior frontal gyrus

20. 岛叶 insula

21. 屏状核 claustrum

22. 壳 putamen

23. 听辐射 acoustic radiation

24. 前连合 anterior commissure

25. 大脑中动脉 middle cerebral artery

26. 眼上静脉 superior ophthalmic vein

27. 提上睑肌、上斜肌和上直肌 levator palpebrae superioris, superior obliquus and superior rectus

28. 眼球 eyeball

29. 下直肌 inferior rectus

30. 上颌窦 maxillary sinus

31. 上颌动脉 maxillary artery

32. 蝶骨大翼 greater wing of sphenoid bone

33. 颞中回 middle temporal gyrus

34. 杏仁体 amygdaloid body

35. 海马 hippocampus

36. 海马伞 fimbria hippocampus

37. 侧副沟 collateral sulcus

38. 枕颞内侧回（梭状回） medial occipitotemporal gyrus

39. 小脑幕 tentorium of cerebellum

40. 横窦 transverse sinus

41. 小脑半球 cerebellar hemisphere

42. 颈内动脉 internal carotid artery

43. 颈静脉孔 jugular foramen

44. 翼静脉丛 pterygoid venous plexus

45. 翼内肌 medial pterygoid

46. 舌 tongue

47. 颊肌 buccinator

48. 第2磨牙 2nd molar

49. 下颌骨体 body of mandible

50. 下颌舌骨肌 mylohyoid

51. 下颌下腺 submandibular gland

52. 二腹肌中间腱 intermediate tendon of digastric

53. 舌动脉 lingual artery

54. 茎突舌骨肌 stylohyoid

55. 茎突舌肌 styloglossus

56. 茎突咽肌 stylophyaryngeus

57. 颈内静脉 internal jugular vein

58. 椎动、静脉 vertebral artery and vein

59. 头后大直肌 rectus capitis posterior major

60. 头半棘肌 semispinalis capitis

61. 头下斜肌 obliquus capitis inferior

62. 寰椎横突 transverse process of atlas

63. 颈内动脉 internal carotid artery

64. 颈总动脉 common carotid artery

65. 颈深静脉 deep cervical vein

66. 横突棘肌 transversospinales

67. 头夹肌 splenius capitis

68. 斜方肌 trapezius

69. 视神经 optic nerve

70. 颈外动脉 external carotid artery

图3-5　经右颈内静脉的矢状断层

Fig.3-5　The sagittal section through right internal jugular vein

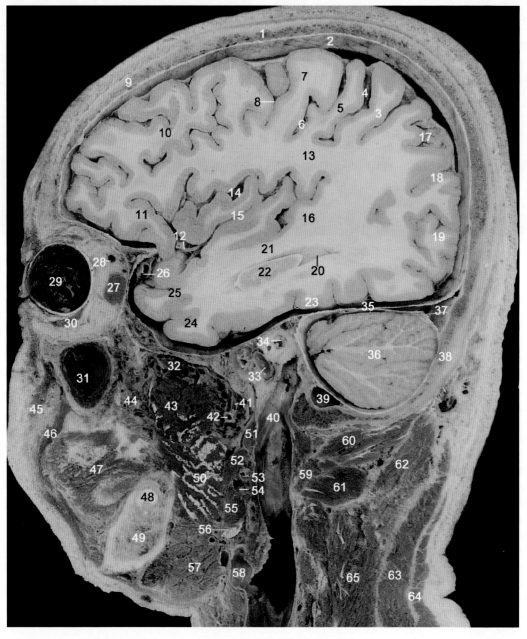

A. 断层标本(sectional specimen)

1. 顶骨　parietal bone
2. 硬脑膜　cerebral dura mater
3. 顶下小叶　inferior parietal lobule
4. 中央后沟　postcentral sulcus
5. 中央后回　postcentral gyrus
6. 中央沟　central sulcus

7. 中央前回　precentral gyrus
8. 中央前沟　precentral sulcus
9. 额骨　frontal bone
10. 额中回　middle frontal gyrus
11. 额下回　inferior frontal gyrus
12. 大脑中动脉　middle cerebral artery

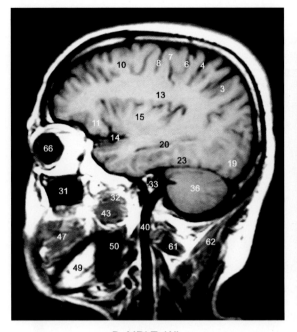

B. MRI T₁ WI

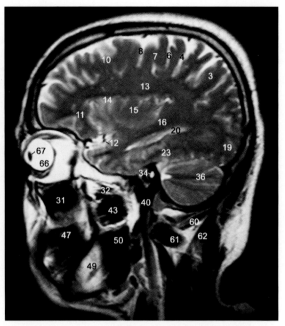

C. MRI T₂ WI

13. 钩束　uncinate fasciculus
14. 外侧沟　lateral sulcus
15. 岛叶　insula
16. 听辐射　acoustic radiation
17. 顶内沟　intraparietal sulcus
18. 顶下小叶　inferior parietal lobule
19. 枕叶　occipital lobe
20. 侧脑室下角　inferior horn of lateral ventricle
21. 颞上回　superior temporal gyrus
22. 海马　hippocampus
23. 枕颞外侧回　lateral occipitotemporal gyrus
24. 颞下回　inferior temporal gyrus
25. 颞中回　middle temporal gyrus
26. 大脑中浅静脉　superficial middle cerebral vein
27. 外直肌　lateral rectus
28. 眼上静脉　superior ophthalmic vein
29. 视网膜　retina
30. 下斜肌　inferior obliquus
31. 上颌窦　maxillary sinus
32. 翼外肌上头　superior head of lateral pterygoid
33. 颈内动脉　internal carotid artery
34. 内耳道和面神经、前庭蜗神经　internal acoustic meatus,facial and vestibulocochlear nevers
35. 小脑幕　tentorium of cerebellum
36. 小脑半球　cerebellar hemisphere
37. 横窦　transverse sinus
38. 枕鳞　occipital squama
39. 乙状窦　sigmoid sinus

40. 颈内静脉　internal jugular vein
41. 脑膜中动脉　middle meningeal artery
42. 上颌动脉　maxillary artery
43. 翼外肌下头　inferior head of lateral pterygoid
44. 翼静脉丛　ptergoid venous plexus
45. 颧小肌　zygomaticus minor
46. 提上唇肌　levator labii superior
47. 颊肌　buccinator
48. 第 3 磨牙　3rd molar
49. 下颌体　body of mandible
50. 翼内肌　medial pterygoid
51. 茎突咽肌　stylopharyngeus
52. 茎突舌肌　styloglossus
53. 颈外动脉　external carotid artery
54. 下颌后静脉　retromandibular vein
55. 茎突舌骨肌　stylohyoid
56. 二腹肌中间腱　intermediate tendon of digastric
57. 下颌下腺　submandibular gland
58. 面静脉　facial vein
59. 寰椎横突　transverse process of atlas
60. 头后大直肌　rectus capitis posterior major
61. 头下斜肌　obliquus capitis inferior
62. 头半棘肌　semispinalis capitis
63. 头夹肌　splenius capitis
64. 斜方肌　trapezius
65. 横突棘肌　transversospinales
66. 眼球　eye ball
67. 晶状体　lens

51

图3-6 经右茎突的矢状断层

Fig.3-6 The sagittal section through right styloid process

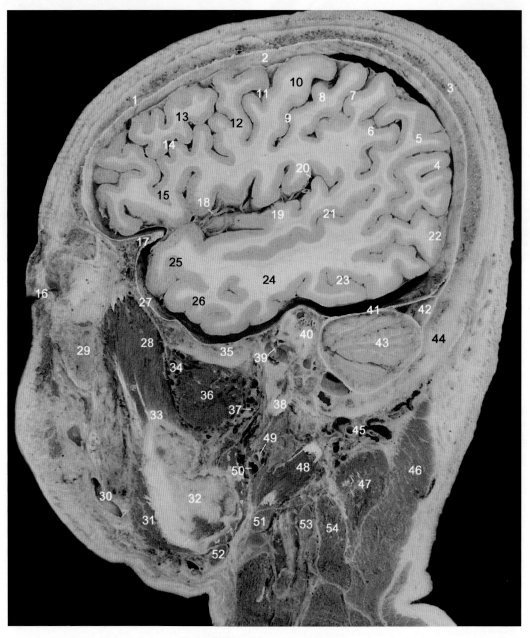

A. 断层标本(sectional specimen)

1. 额骨　frontal bone
2. 硬脑膜　cerebral dura mater
3. 顶骨　parietal bone
4. 顶下小叶　inferior parietal lobule
5. 角回　angular gyrus
6. 缘上回　supramarginal gyrus
7. 中央后沟　postcentral sulcus
8. 中央后回　postcentral gyrus
9. 中央沟　central sulcus
10. 中央前回　precentral gyrus
11. 中央前沟　precentral sulcus
12. 书写中枢　writing area

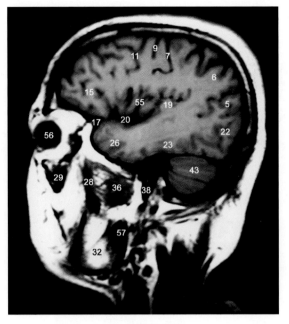

B. MRI T₁ WI

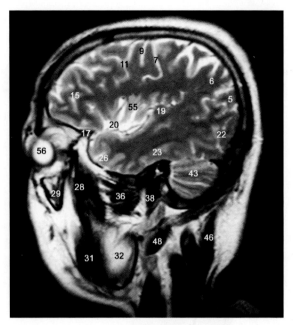

C. MRI T₂ WI

13. 额中回　middle frontal gyrus
14. 额下沟　inferior frontal sulcus
15. 额下回　inferior frontal gyrus
16. 外眦　lateral angle of eye
17. 蝶嵴　sphenoid crest
18. 大脑中动脉　middle cerebral artery
19. 颞横回　transverse temporal gyri
20. 外侧沟　lateral sulcus
21. 颞上沟　superior temporal sulcus
22. 枕叶　occipital lobe
23. 枕颞外侧回　lateral occipitotemporal gyrus
24. 颞下回　inferior temporal gyrus
25. 颞上回　superior temporal gyrus
26. 颞中回　middle temporal gyrus
27. 蝶骨大翼　greater wing of sphenoid bone
28. 颞肌　temporalis
29. 颧弓　zygomatic arch
30. 面静脉　facial vein
31. 咬肌　masseter
32. 下颌角　angle of mandible
33. 下颌骨冠突　coronoid process of mandible
34. 翼静脉丛　pterygoid venous plexus
35. 颞骨鳞部　squamous part of temporal bone
36. 翼外肌　lateral pterygoid

37. 上颌动脉　maxillary artery
38. 茎突　styloid process
39. 锤骨柄　manubrium of malleus
40. 骨半规管　bony semicircular canal
41. 小脑幕　tentorium of cerebellum
42. 横窦　transverse sinus
43. 小脑半球　cerebellar hemisphere
44. 枕鳞　occipital squama
45. 枕动、静脉　occipital artery and vein
46. 头夹肌　splenius capitis
47. 头最长肌　longissimus capitis
48. 二腹肌后腹　posterior belly of digastric
49. 颈外动脉　external carotid artery
50. 下颌后静脉　retromandibular vein
51. 颈外侧浅淋巴结　superficial lateral cervical lymph nodes
52. 下颌下淋巴结　submandibular lymph nodes
53. 颈外侧深淋巴结　deep lateral cervical lymph nodes
54. 胸锁乳突肌　sternocleidomastoid
55. 岛叶　insula
56. 眼球　eye ball
57. 翼内肌　medial pterygoid

第四章 头颈部连续冠状断层

Chapter 4 Serial Coronal Sections of Head and Neck

图 4-1 经额窦和晶状体的冠状断层

Fig.4-1 Coronal section through frontal sinus and lens

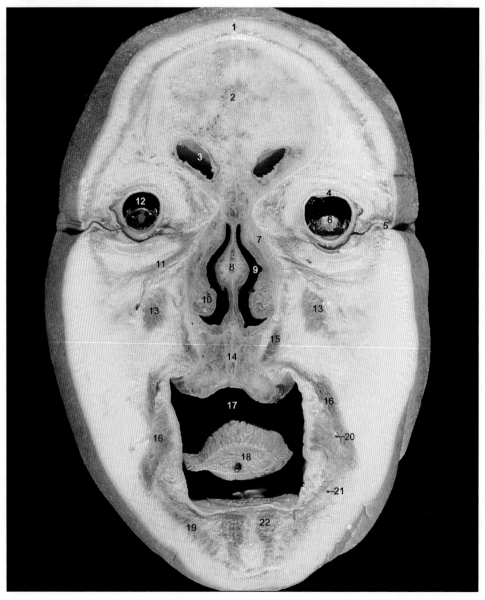

A. 断层标本(sectional specimen)

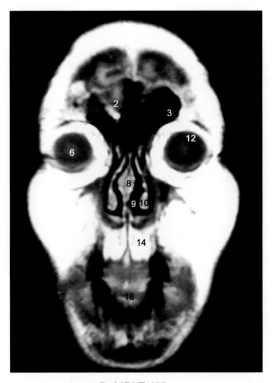

B. MRI T₁ WI

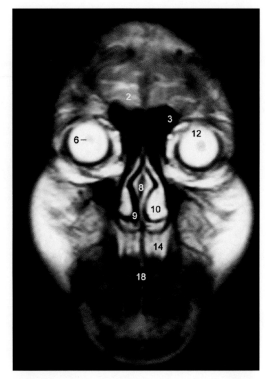

C. MRI T₂ WI

1. 皮肤 skin
2. 额骨 frontal bone
3. 额窦 frontal sinus
4. 巩膜 sclera
5. 外眦 lateral angle of eye
6. 晶状体 lens
7. 上颌骨额突 frontal process of maxilla
8. 鼻中隔 nasal septum
9. 鼻腔 nasal cavity
10. 下鼻甲 inferior nasal concha
11. 眼轮匝肌 orbicularis oculi
12. 眼球 eyeball

13. 提上唇肌 levator labii superior
14. 上颌骨 maxilla
15. 提上唇鼻翼肌 levator labii superioris alaeque nasi
16. 口轮匝肌 orbicularis oris
17. 口腔 oral cavity
18. 舌尖 apex of tongue
19. 降口角肌 depressor anguli oris
20. 上唇动脉 superior labial artery
21. 下唇动脉 inferior labial artery
22. 颏肌 mentalis

图 4-2　经额嵴的冠状断层
Fig.4-2　Coronal section through frontal crest

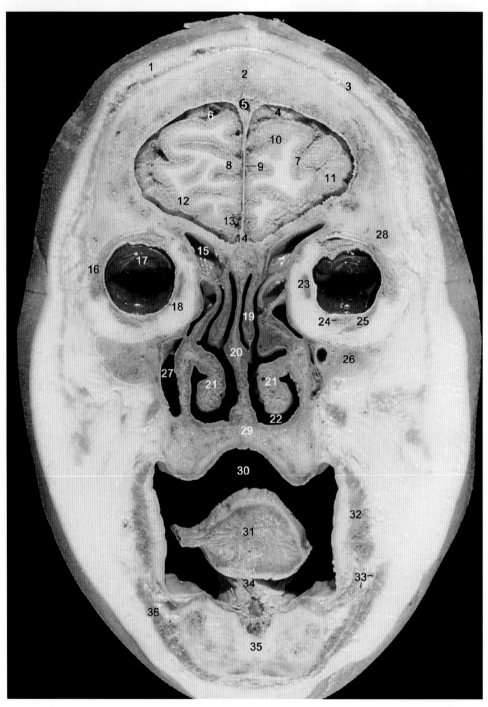

A. 断层标本(sectional specimen)

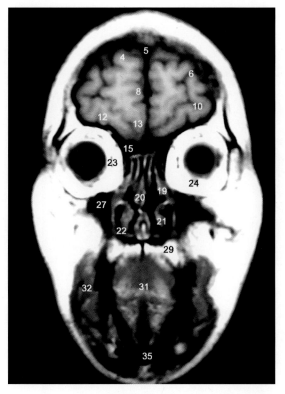

B. MRI T₁ WI

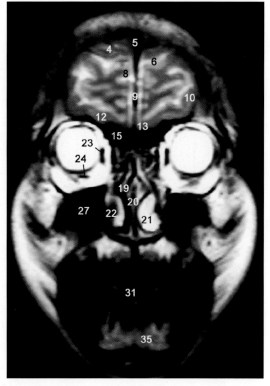

C. MRI T₂ WI

1. 头皮　scalp
2. 额骨　frontal bone
3. 枕额肌额腹　frontal belly of occipitofrontalis
4. 额上回　superior frontal gyrus
5. 上矢状窦　superior sagittal sinus
6. 额上沟　superior frontal sulcus
7. 额下沟　inferior frontal sulcus
8. 额内侧回　medial frontal gyrus
9. 大脑镰　cerebral falx
10. 额中回　middle frontal gyrus
11. 额下回　inferior frontal gyrus
12. 眶回　orbital gyri
13. 直回　gyrus rectus
14. 额嵴　frontal crest
15. 额窦　frontal sinus
16. 泪腺　lacrimal gland
17. 视网膜　retina
18. 巩膜　sclera

19. 中鼻甲　middle nasal concha
20. 鼻中隔　nasal septum
21. 下鼻甲　inferior nasal concha
22. 下鼻道　inferior nasal meatus
23. 内直肌　medial rectus
24. 下直肌　inferior rectus
25. 下斜肌　inferior obliquus
26. 颧骨　zygomatic bone
27. 上颌窦　maxillary sinus
28. 额骨颧突　zygomatic process of frontal bone
29. 上颌骨　maxilla
30. 口腔　oral cavity
31. 舌体　body of tongue
32. 颊肌　buccinator
33. 下唇动脉　inferior labial artery
34. 舌系带　frenulum of tongue
35. 下颌体　body of mandible
36. 降口角肌　depressor anguli oris

图4-3　经筛骨鸡冠的冠状断层

Fig.4-3　Coronal section through crista galli of ethmoid bone

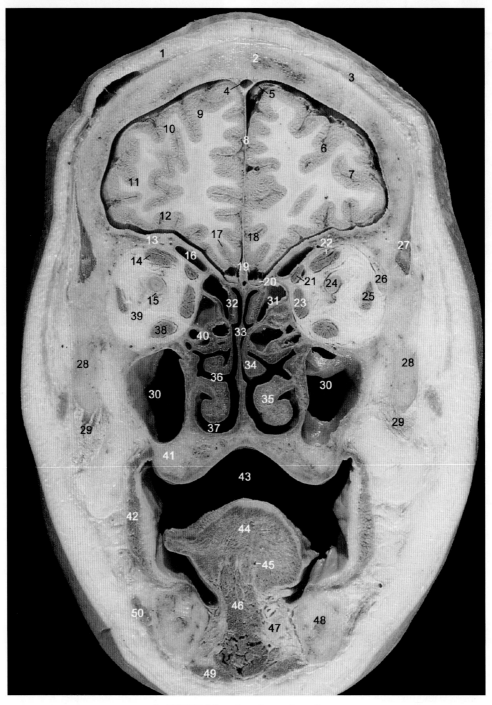

A. 断层标本(sectional specimen)

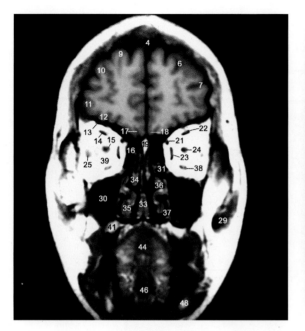

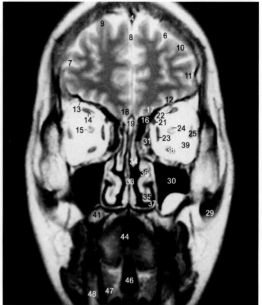

B. MRI T₁ WI

C. MRI T₂ WI

1. 头皮　scalp
2. 额骨　frontal bone
3. 枕额肌额腹　frontal belly of occipitofrontalis
4. 上矢状窦　superior sagittal sinus
5. 大脑上静脉　superior cerebral veins
6. 额上沟　superior frontal sulcus
7. 额下沟　inferior frontal sulcus
8. 大脑镰　cerebral falx
9. 额上回　superior frontal gyrus
10. 额中回　middle frontal gyrus
11. 额下回　inferior frontal gyrus
12. 眶回　orbital gyri
13. 眶板　orbital plate
14. 上直肌　superior rectus
15. 视神经鞘　sheath of optic nerve
16. 额窦　frontal sinus
17. 嗅束沟　olfactory sulcus
18. 直回　gyrus rectus
19. 鸡冠　crista galli
20. 嗅球　olfactory bulb
21. 上斜肌　superior obliquus
22. 提上睑肌　levator papebrae superior
23. 内直肌　medial rectus
24. 视神经　optic nerve
25. 外直肌　lateral rectus

26. 泪腺　lacrimal gland
27. 颞肌　temporalis
28. 颧骨额突　frontal process of zygomatic bone
29. 咬肌腱　tendon of masseter
30. 上颌窦　maxillary sinus
31. 筛窦　ethmoidal cellules
32. 上鼻甲　superior nasal concha
33. 鼻中隔　nasal septum
34. 中鼻甲　middle nasal concha
35. 下鼻甲　inferior nasal concha
36. 中鼻道　middle nasal meatus
37. 下鼻道　inferior nasal meatus
38. 下直肌　inferior rectus
39. 眶脂体　adipose body of orbit
40. 筛骨　ethmoid bone
41. 上颌骨　maxilla
42. 颊肌　buccinator
43. 口腔　oral cavity
44. 舌体　body of tongue
45. 舌深动脉　deep lingual artery
46. 颏舌肌　genioglossus
47. 舌下腺　sublingual gland
48. 下颌体　body of mandible
49. 二腹肌前腹　anterior belly of digastric
50. 降下唇肌　depressor labii inferior

图 4-4　经上颌窦后份的冠状断层
Fig.4-4　Coronal section through posterior part of maxillary sinus

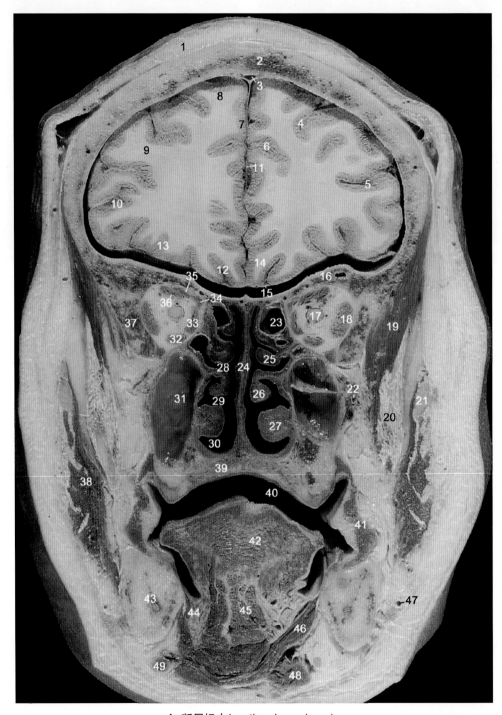

A. 断层标本(sectional specimen)

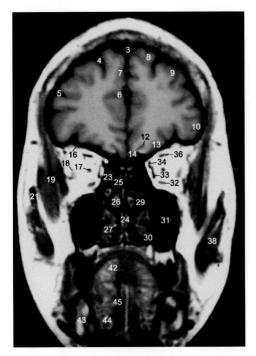

B. MRI T₁ WI

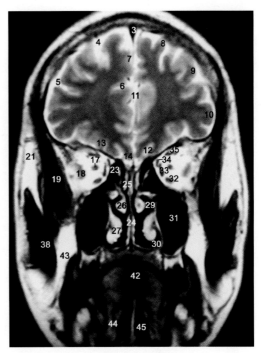

C. MRI T₂ WI

1. 头皮　scalp
2. 额骨　frontal bone
3. 上矢状窦　superior sagittal sinus
4. 额上沟　superior frontal sulcus
5. 额下沟　inferior frontal sulcus
6. 扣带沟　cingulate sulcus
7. 额内侧回　medial frontal gyrus
8. 额上回　superior frontal gyrus
9. 额中回　middle frontal gyrus
10. 额下回　inferior frontal gyrus
11. 大脑镰　cerebral falx
12. 嗅束沟　olfactory sulcus
13. 眶回　orbital gyri
14. 直回　gyrus rectus
15. 嗅束　olfactory tract
16. 眶板　orbital plate
17. 视神经　optic nerve
18. 外直肌　lateral rectus
19. 颞肌　temporalis
20. 颞肌腱　tendon of temporalis
21. 颧弓　zygomatic arch
22. 上颌动脉分支　branch of maxillary artery
23. 筛窦　ethmoidal cellules
24. 鼻中隔　nasal septum
25. 上鼻甲　superior nasal concha

26. 中鼻甲　middle nasal concha
27. 下鼻甲　inferior nasal concha
28. 上鼻道　superior nasal meatus
29. 中鼻道　middle nasal meatus
30. 下鼻道　inferior nasal meatus
31. 上颌窦　maxillary sinus
32. 下直肌　inferior rectus
33. 内直肌　medial rectus
34. 上斜肌　superior obliquus
35. 提上睑肌　levator papebrae superior
36. 上直肌　superior rectus
37. 颧骨　zygomatic bone
38. 咬肌　masseter
39. 腭腺　palatine glands
40. 口腔　oral cavity
41. 颊肌　buccinator
42. 舌体　body of tongue
43. 下颌骨　mandible
44. 舌下腺　sublingual gland
45. 颏舌肌　genioglossus
46. 下颌舌骨肌　mylohyoid
47. 面动脉　facial artery
48. 二腹肌前腹　anterior belly of digastric
49. 下颌下淋巴结　submandibular lymph nodes

图 4-5　经颞极的冠状断层

Fig.4-5　Coronal section through temporal pole

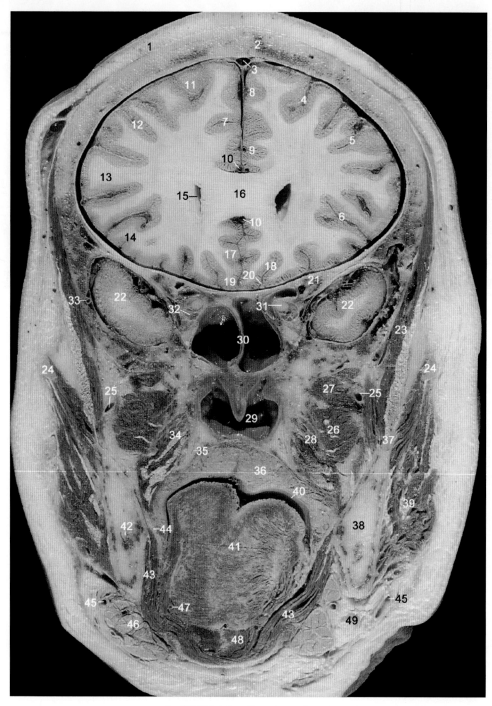

A. 断层标本(sectional specimen)

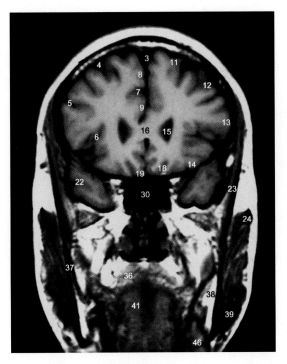

B. MRI T₁ WI

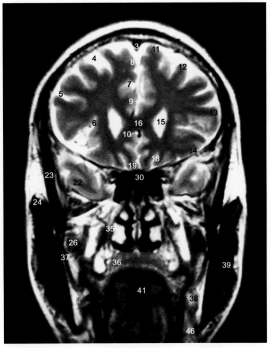

C. MRI T₂ WI

1. 头皮　scalp
2. 额骨　frontal bone
3. 上矢状窦　superior sagittal sinus
4. 额上沟　superior frontal sulcus
5. 额下沟　inferior frontal sulcus
6. 外侧沟前支　anterior branch of lateral sulcus
7. 扣带沟　cingulate sulcus
8. 额内侧回　medial frontal gyrus
9. 扣带回　cingulate gyrus
10. 大脑前动脉　anterior cerebral artery
11. 额上回　superior frontal gyrus
12. 额中回　middle frontal gyrus
13. 额下回　inferior frontal gyrus
14. 眶回　orbital gyri
15. 侧脑室前角　anterior horn of lateral ventricle
16. 胼胝体膝　genu of corpus callosum
17. 胼胝体下区　subcallosal area
18. 嗅束沟　olfactory sulcus
19. 直回　gyrus rectus
20. 嗅束　olfactory tract
21. 蝶骨小翼　lesser wing of sphenoid bone
22. 颞叶　temporal lobe
23. 颞肌　temporalis
24. 颧弓　zygomatic arch
25. 上颌动脉　maxillary artery

26. 翼外肌下头　inferior head of lateral pterygoid
27. 翼外肌上头　superior head of lateral pterygoid
28. 翼突外侧板　lateral pterygoid plate
29. 鼻咽　nasopharynx
30. 蝶窦　sphenoidal sinus
31. 视神经　optic nerve
32. 下直肌　inferior rectus
33. 脑膜中动脉　middle meningeal artery
34. 翼内肌　medial pterygoid
35. 翼突内侧板　medial pterygoid plate
36. 腭腺　palatine glands
37. 下颌骨冠突　coronoid process of mandible
38. 下颌支　ramus of mandible
39. 咬肌　masseter
40. 口腔　oral cavity
41. 舌体　body of tongue
42. 下颌管和下牙槽神经　mandibular canal and infe-rior alveolar nerve
43. 下颌舌骨肌　mylohyoid
44. 舌神经　lingual nerve
45. 面动脉　facial artery
46. 下颌下腺　submandibular gland
47. 舌深动脉　deep lingual artery
48. 颏舌骨肌　geniohyoid
49. 下颌下淋巴结　submandibular lymph nodes

图4-6 经胼胝体嘴的冠状断层

Fig.4-6 Coronal section through rostrum of corpus callosum

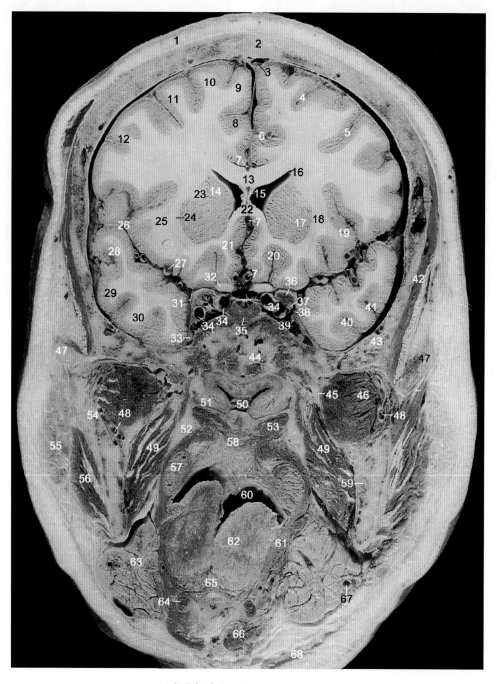

A. 断层标本(sectional specimen)

1. 头皮 scalp
2. 额骨 frontal bone
3. 上矢状窦 superior sagittal si-
nus
4. 额上沟 superior frontal sulcus
5. 额下沟 inferior frontal sulcus
6. 扣带沟 cingulate sulcus
7. 大脑前动脉 anterior cerebral
artery

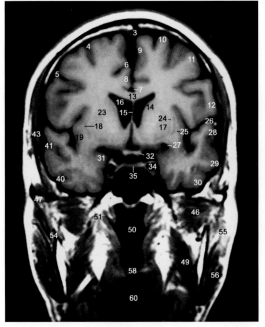

B. MRI T₁ WI

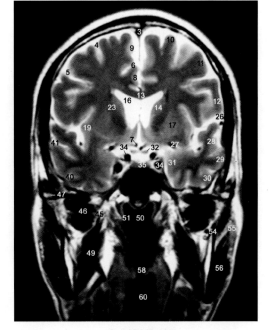

C. MRI T₂ WI

8. 扣带回　cingulate gyrus
9. 额内侧回　medial frontal gyrus
10. 额上回　superior frontal gyrus
11. 额中回　middle frontal gyrus
12. 额下回　inferior frontal gyrus
13. 胼胝体干　trunk of corpus callosum
14. 尾状核　caudate nucleus
15. 透明隔　septum pellucidum
16. 侧脑室前角　anterior horn of lateral ventricle
17. 壳　putamen
18. 屏状核　claustrum
19. 岛叶　insula
20. 嗅束沟　olfactory sulcus
21. 胼胝体下区　subcallosal area
22. 胼胝体嘴　rostrum of corpus callosum
23. 内囊前肢　anterior limb of internal capsule
24. 外囊　external capsule
25. 最外囊　extreme capsule
26. 外侧沟　lateral sulcus
27. 大脑中动脉　middle cerebral artery
28. 颞上回　superior temproal gyrus
29. 颞中回　middle temporal gyrus

30. 颞下回　inferior temporal gyrus
31. 钩　uncus
32. 视神经　optic nerve
33. 上颌神经　maxillary nerve
34. 颈内动脉　internal carotid artery
35. 垂体前叶　anterior lobe of hypophysis
36. 前床突　anterior clinoid process
37. 动眼神经　oculomotor nerve
38. 滑车神经　trochlear nerve
39. 展神经　abducent nerve
40. 颞下沟　inferior temporal sulcus
41. 颞上沟　superior temporal sulcus
42. 颞肌　temporalis
43. 颞骨鳞部　squamous part of temporal bone
44. 蝶骨体　body of sphenoid
45. 翼突外侧板　lateral pterygoid plate
46. 翼外肌　lateral pterygoid
47. 颧弓　zygomatic arch
48. 上颌动脉　maxillary artery
49. 翼内肌　medial pterygoid
50. 鼻咽　nasopharynx

51. 咽隐窝　pharyngeal recess
52. 咽外侧间隙　lateropharyngeal space
53. 腭帆提肌和腭帆张肌　levator veli palatini and tensor veli palatini
54. 下颌骨冠突　coronoid process of mandible
55. 腮腺　parotid gland
56. 咬肌　masseter
57. 腭扁桃体　palatine tonsil
58. 软腭　soft palate
59. 下颌管和下牙齿槽神经　mandibular canal and inferior alveolar nerve
60. 口腔　oral cavity
61. 茎突舌肌　styloglossus
62. 舌体　body of tongue
63. 下颌下腺　submandibular gland
64. 舌骨大角　greater horn of hyoid bone
65. 舌下腺　sublingual gland
66. 二腹肌前腹　anterior belly of digastric
67. 面动脉　facial artery
68. 颈阔肌　platysma

图4-7 经三叉神经节的冠状断层
Fig.4-7 Coronal section through trigeminal ganglion

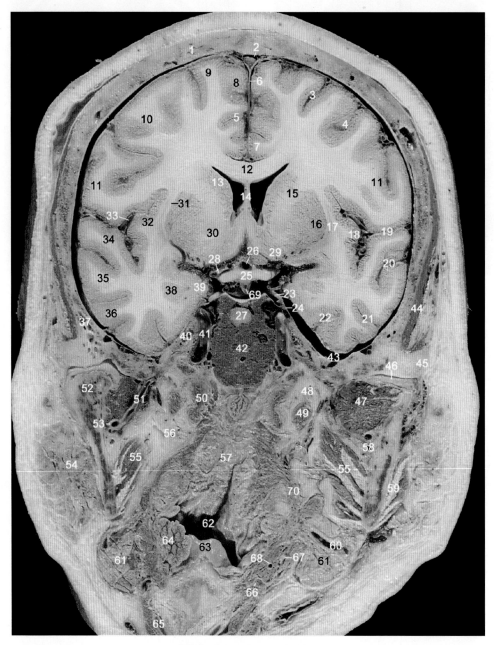

A. 断层标本(sectional specimen)

1. 额骨 frontal bone
2. 上矢状窦 superior sagittal sinus
3. 额上沟 superior frontal sulcus
4. 中央前沟 precentral sulcus
5. 扣带沟 cingulate sulcus
6. 大脑镰 cerebral falx

7. 扣带回 cingulate gyrus
8. 额内侧回 medial frontal gyrus
9. 额上回 superior frontal gyrus
10. 额中回 middle frontal gyrus
11. 中央前回 precentral gyrus
12. 胼胝体干 trunk of corpus callosum

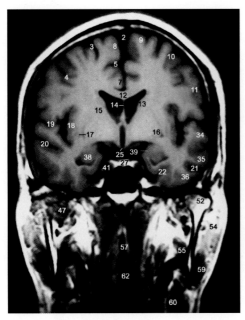

B. MRI T₁ WI

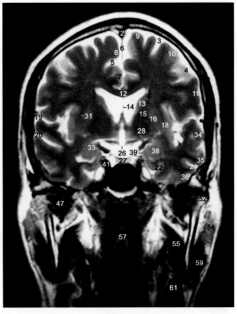

C. MRI T₂ WI

13. 尾状核　caudate nucleus
14. 透明隔　septum pellucidum
15. 内囊前肢　anterior limb of internal capsule
16. 壳　putamen
17. 屏状核　claustrum
18. 岛叶　insula
19. 外侧沟　lateral sulcus
20. 颞上沟　superior temporal sulcus
21. 颞下沟　inferior temporal sulcus
22. 侧副沟　collateral sulcus
23. 动眼神经　oculomotor nerve
24. 滑车神经　trochlear nerve
25. 视交叉　optic chiasma
26. 第三脑室视隐窝　optic recess of third ventricle
27. 垂体后叶　posterior lobe of hypophysis
28. 大脑前动脉　anterior cerebral artery
29. 伏隔核　nucleus accumbens septi
30. 前连合　anterior commissure
31. 外囊　external capsule
32. 最外囊　extreme capsule
33. 大脑中动脉　middle cerebral artery
34. 颞上回　superior temporal gyrus
35. 颞中回　middle temporal gyrus
36. 颞下回　inferior temporal gyrus
37. 颞骨鳞部　squamous part of temporal bone
38. 杏仁体　amygdaloid body
39. 钩　uncus
40. 三叉神经节　trigeminal ganglion
41. 颈内动脉　internal carotid artery

42. 蝶骨体　body of sphenoid bone
43. 下颌神经　mandibular nerve
44. 颞肌　temporalis
45. 关节结节　articular tubercle
46. 关节盘　articular disc
47. 翼外肌　lateral pterygoid
48. 咽鼓管软骨　cartilage of auditory tube
49. 腭帆张肌　tensor veli palatini
50. 颈长肌　longus colli
51. 脑膜中动脉　middle meningeal artery
52. 下颌骨髁突　condylar process of mandible
53. 上颌动脉　axillary artery
54. 腮腺　parotid gland
55. 翼内肌　medial pterygoid
56. 咽外侧间隙　lateral pharyngeal space
57. 鼻咽　nasopharynx
58. 下牙齿槽动脉　inferior alveolar artery
59. 咬肌　masseter
60. 面动脉　facial artery
61. 下颌下腺　submandibular gland
62. 口咽　oropharynx
63. 会厌　epiglottic
64. 腭扁桃体　palatine tonsil
65. 甲状软骨　thyroid cartilage
66. 舌骨大角　greater horn of hyoid bone
67. 舌下神经　hypoglosssal nerve
68. 舌动脉　lingual artery
69. 垂体柄　pituitary stalk
70. 腭咽肌　palatopharyngeus

图 4-8　经乳头体的冠状断层

Fig .4-8　Coronal section through mamillary body

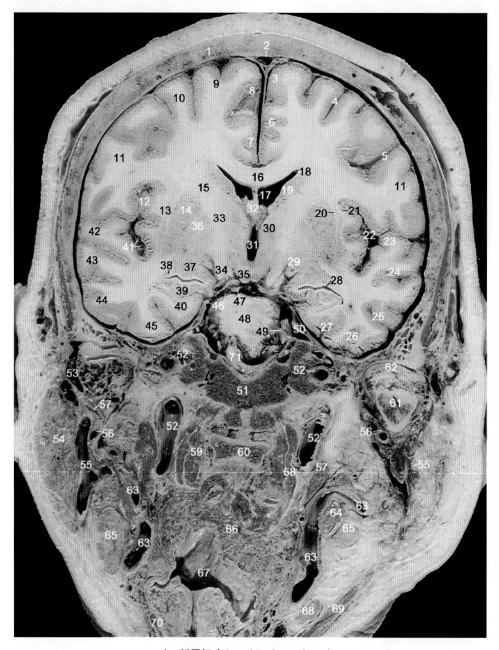

A. 断层标本(sectional specimen)

1. 额骨　frontal bone
2. 上矢状窦　superior sagittal sinus
3. 大脑镰　cerebral falx
4. 额上沟　superior frontal sulcus
5. 中央前沟　precentral sulcus
6. 扣带沟　cingulate sulcus

7. 扣带回　cingulate gyrus
8. 额内侧回　medial frontal gyrus
9. 额上回　superior frontal gyrus
10. 额中回　middle fronral gyrus
11. 中央前回　precentral gyrus
12. 岛叶　insula

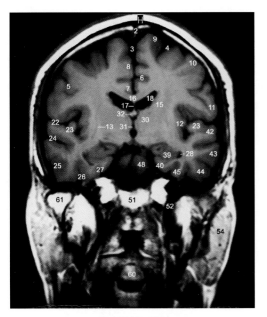

B. MRI T₁ WI

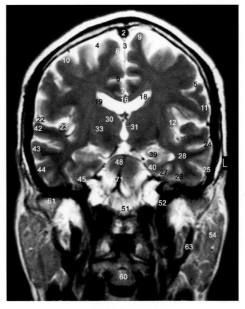

C. MRI T₂ WI

13. 屏状核　claustrum
14. 壳　putamen
15. 内囊前肢　anterior limb of internal capsule
16. 胼胝体干　trunk of corpus callosum
17. 透明隔　septum pellucidum
18. 侧脑室前角　anterior horn of lateral ventricle
19. 尾状核　caudate nucleus
20. 外囊　external capsule
21. 最外囊　extreme capsule
22. 外侧沟　lateral sulcus
23. 颞横回　transverse temporal gyri
24. 颞上沟　superior temporal sulcus
25. 颞下沟　inferior temporal sulcus
26. 枕颞沟　occipitotemporal sulcus
27. 侧副沟　collateral sulcus
28. 侧脑室下角　inferior horn of lateral ventricle
29. 视束　optic tract
30. 背侧丘脑　dorsal thalamus
31. 第三脑室　third ventricle
32. 穹窿　fornix
33. 内囊膝　genu of internal capsule
34. 大脑脚底　crus cerebri
35. 乳头体　mamillary body
36. 苍白球　globus pallidus
37. 杏仁体　amygdaloid body
38. 尾状核尾　tail of caudate nucleus
39. 海马　hippocampus
40. 海马旁回　parahippocampal gyrus
41. 大脑中动脉　middle cerebral artery
42. 颞上回　superior temproal gyrus

43. 颞中回　middle temporal gyrus
44. 颞下回　inferior temporal gyrus
45. 枕颞内侧回　medial occipitotemporal gyrus
46. 滑车神经　trochlear nerve
47. 动眼神经　oculomotor nerve
48. 脑桥　pons
49. 三叉神经　trigeminal nerve
50. 小脑幕　tentorium of cerebellum
51. 枕骨基底部　basilar part of occipital bone
52. 颈内动脉　internal carotid artery
53. 颞浅静脉　superficial temporal vein
54. 腮腺　parotid gland
55. 下颌后静脉　retromandible vein
56. 上颌动脉　maxillary artery
57. 颞浅动脉　superficial temporal artery
58. 头长肌　longus capitis
59. 颈长肌　longus colli
60. 枢椎　axis
61. 下颌骨髁突　condylar process of mandible
62. 关节盘　articular disc
63. 颈外动脉　external carotid artery
64. 二腹肌后腹　posterior belly of digastric
65. 腮腺淋巴结　parotid lymph nodes
66. 咽缩肌　constrictor of pharynx
67. 口咽　oropharynx
68. 颈外侧深淋巴结　deep lateral cervical lymph nodes
69. 胸锁乳突肌　sternocleidomastoid
70. 甲状软骨　thyroid cartilage
71. 基底动脉　basilar artery

图 4-9 经红核和黑质的冠状断层
Fig.4-9 Coronal section through red nucleus and substantia nigra

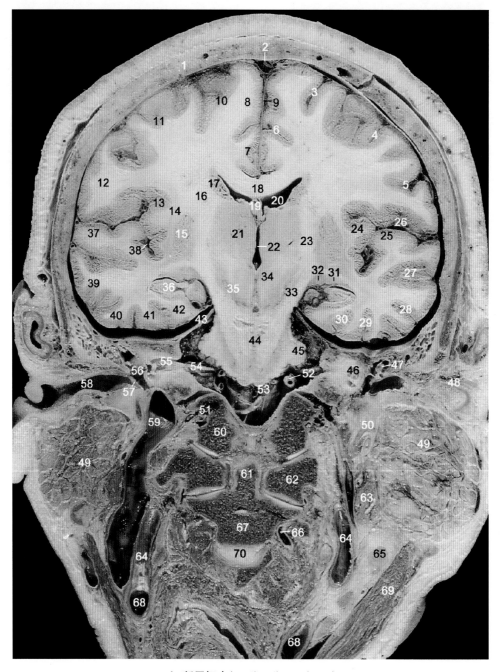

A. 断层标本(sectional specimen)

1. 额骨 frontal bone
2. 上矢状窦 superior sagittal sinus
3. 额上沟 superior frontal sulcus
4. 中央前沟 precentral sulcus
5. 中央沟 central sulcus

6. 扣带沟 cingulate sulcus
7. 扣带回 cingulate gyrus
8. 额内侧回 medial frontal gyrus
9. 大脑镰 cerebral falx
10. 额上回 superior frontal gyrus

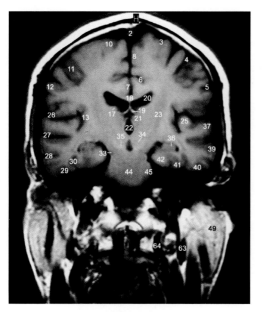

B. MRI T₁ WI

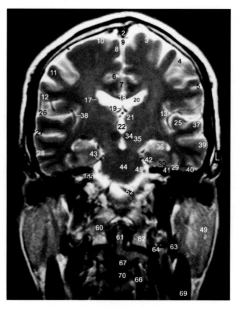

C. MRI T₂ WI

11. 中央前回　precentral gyrus
12. 中央后回　postcentral gyrus
13. 岛叶　insula
14. 屏状核　claustrum
15. 壳　putamen
16. 内囊前肢　anterior limb of internal capsule
17. 尾状核　caudate nucleus
18. 胼胝体干　trunk of corpus callosum
19. 穹窿体　body of corpus callosum
20. 侧脑室前角　anterior horn of lateral ventricle
21. 背侧丘脑　dorsal thalamus
22. 第三脑室　third ventricle
23. 内囊后肢　posterior limb of internal capsule
24. 最外囊　extreme capsule
25. 颞横回　transverse temporal gyrus
26. 外侧沟　lateral sulcus
27. 颞上沟　superior temporal sulcus
28. 颞下沟　inferior temporal sulcus
29. 枕颞沟　occipitotemporal sulcus
30. 侧副沟　collateral sulcus
31. 尾状核尾　tail of caudate nucleus
32. 外侧膝状体　medial geniculate body
33. 大脑脚底　crus cerebri
34. 红核　red nucleus
35. 黑质　substantia nigra
36. 海马　hippocampus
37. 颞上回　superior temproal gyrus
38. 大脑中动脉　middle cerebral artery
39. 颞中回　middle temporal gyrus
40. 枕颞外侧回　lateral occipitotemporal gyrus
41. 枕颞内侧回　medial occipitotemporal gyrus

42. 海马旁回　parahippocampal gyrus
43. 小脑幕　tentorium of cerebellum
44. 脑桥基底部　basilar part of pons
45. 小脑中脚　middle cerebellar peduncle
46. 耳蜗　cochlea
47. 听小骨　auditory ossicles
48. 耳廓软骨　cartilage of auricle
49. 腮腺　parotid gland
50. 茎突　styloid process
51. 舌下神经和舌下神经管　hypoglossal nerve and canal
52. 椎动脉　vertebral artery
53. 延髓　medulla oblongata
54. 面神经和前庭蜗神经　facial and vestibulococh-lear nerves
55. 内耳道　internal acoustic meatus
56. 鼓室　tympanic cavity
57. 鼓膜　tympanic membrane
58. 外耳道　external acoustic meatus
59. 颈内静脉　internal jugular vein
60. 枕髁　occipital condyle
61. 枢椎齿突　dens of axis
62. 寰椎侧块　lateral mass of atlas
63. 二腹肌后腹　posterior belly of digastric
64. 颈内动脉　interneal carotid artery
65. 颈外侧深淋巴结　deep lateral cervical lymph nodes
66. 椎动脉　vertebral artery
67. 枢椎体　body of axis
68. 颈总动脉　common carotid artery
69. 胸锁乳突肌　sternoceidomastoid
70. 第2颈椎间盘　2nd cervical intervertebral disc

图 4-10　经小脑中脚的冠状断层

Fig.4-10　Coronal section through cerebellar hemisphere

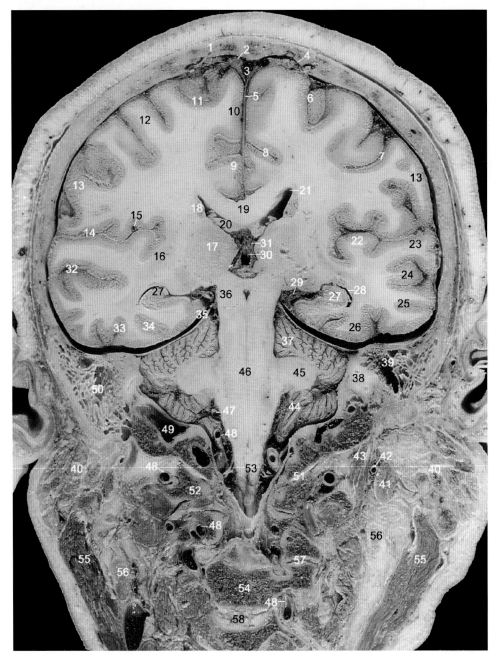

A. 断层标本(sectional specimen)

1. 额骨　frontal bone
2. 蛛网膜粒　arachnoid granulations
3. 上矢状窦　superior sagittal sinus
4. 上矢状窦外侧陷窝　lateral lacunae of superior sagittal sinus

5. 大脑镰　cerebral falx
6. 额上沟　superior frontal sulcus
7. 中央沟　central sulcus
8. 扣带沟　cingulate sulcus
9. 扣带回　cingulate gyrus

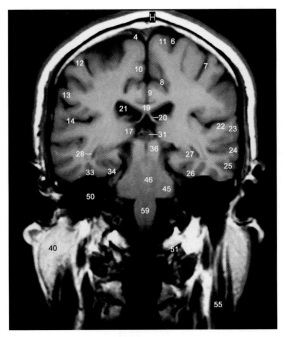

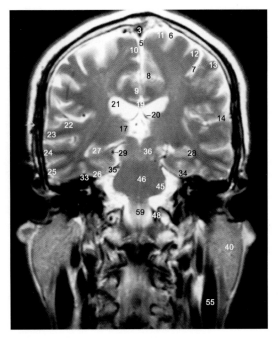

B. MRI T₁ WI   C. MRI T₂ WI

10. 额内侧回　medial frontal gyrus

11. 额上回　superior frontal gyrus

12. 中央前回　precentral gyrus

13. 中央后回　postcentral gyrus

14. 外侧沟　lateral sulcus

15. 大脑中动脉　middle cerebral artery

16. 视辐射　optic radiation

17. 背侧丘脑　dorsal thalamus

18. 尾状核　caudate nucleus

19. 胼胝体干　trunk of corpus callosum

20. 穹窿　fornix

21. 侧脑室　lateral ventricle

22. 颞横回　transverse temporal gyri

23. 颞上回　superior temporal gyrus

24. 颞中回　middle temporal gyrus

25. 颞下回　inferior temporal gyrus

26. 枕颞内侧回　medial occipitotemporal gyrus

27. 海马　hippocampus

28. 侧脑室下角　inferior horn of lateral ventricle

29. 大脑后动脉　posterior cerebral artery

30. 第三脑室松果体隐窝　pineal recess of third ventricle

31. 大脑内静脉　internal cerebral veins

32. 颞上沟　superior temporal sulcus

33. 枕颞沟　occipitotemporal sulcus

34. 侧副沟　collateral sulcus

35. 小脑幕　tentorium of cerebellum

36. 中脑被盖部　tegmental part of midbrain

37. 小脑半球　cerebellar hemisphere

38. 骨半规管　bony semicircular canals

39. 乳突窦　mastoid antrum

40. 腮腺　parotid gland

41. 二腹肌后腹　posterior belly of digastric

42. 枕动脉　occipital artery

43. 茎突咽肌　stylopharyngeus

44. 小脑扁桃体　tonsil of cerebellum

45. 小脑中脚　middle cerebellar peduncle

46. 脑桥　pons

47. 小脑下前动脉　anterior inferior cerebellar artery

48. 椎动脉　vertebral artery

49. 颈静脉孔　jugular foramen

50. 乳突小房　mastoid cells

51. 寰枕关节　atlantooccipital joint

52. 寰椎侧块　lateral mass of atlas

53. 脊髓　spinal cord

54. 第3颈椎　3rd cervical vertebrae

55. 胸锁乳突肌　sternocleidomastoid

56. 颈外侧深淋巴结　deep lateral cervical lymph nodes

57. 关节突关节　zygapophysial joint

58. 第3颈椎间盘　3rd cervical vertebral disc

59. 延髓　medulla oblongata

73

图 4-11 经胼胝体压部的冠状断层

Fig.4-11 Coronal section through splenium of corpus callosum

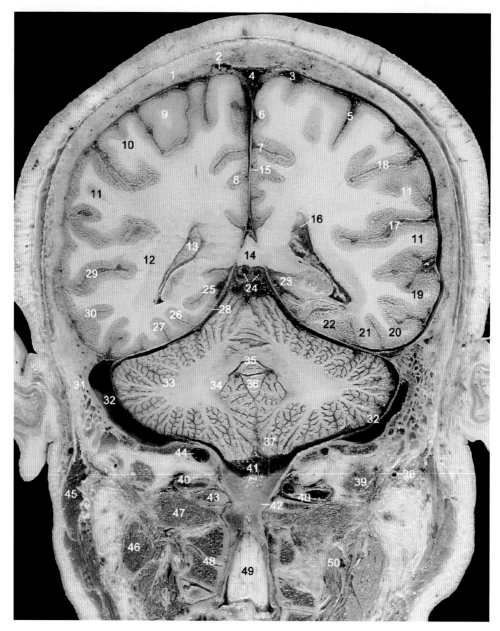

A. 断层标本(sectional specimen)

1. 顶骨　perietal bone
2. 蛛网膜粒　arachnoid granulations
3. 大脑上静脉　superior cerebtal veins
4. 上矢状窦　superior sagittal sinus
5. 中央沟　central sulcus

6. 额内侧回　medial frontal gyrus
7. 扣带沟　cingulate sulcus
8. 扣带回　cingulate gyrus
9. 中央前回　precentral gyrus
10. 中央后回　postcentral gyrus

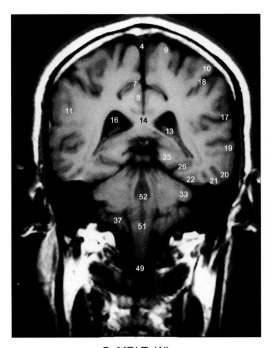

B. MRI T₁ WI

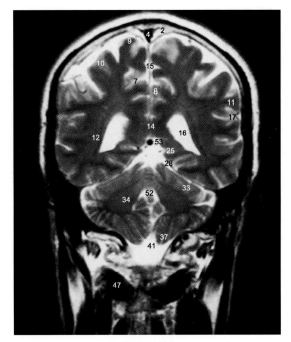

C. MRI T₂ WI

11. 缘上回　supramarginal gyrus
12. 视辐射　optic radiation
13. 脉络丛　choroid plexus
14. 胼胝体压部　splenium of corpus callosum
15. 大脑镰　cerebral falx
16. 侧脑室三角区　trigone of lateral ventricle
17. 外侧沟　lateral sulcus
18. 中央后沟　postcentral sulcus
19. 颞中回　middle temporal gyrus
20. 颞下回　inferior temporal gyrus
21. 枕颞外侧回　lateral occipitotemporal gyrus
22. 枕颞内侧回　medial occipitotemporal gyrus
23. 海马旁回　parahippocampal gyrus
24. 大脑内静脉　internal cerebral veins
25. 距状沟前部　anterior part of calcarine sulcus
26. 侧副沟　collateral sulcus
27. 枕颞沟　occipitotemporal sulcus
28. 小脑幕　tentorium of cerebellum
29. 颞上沟　superior temporal sulcus
30. 颞下沟　inferior temporal sulcus
31. 枕骨　occipital bone
32. 乙状窦　sigmoid sinus

33. 小脑半球　cerebellar hemisphere
34. 齿状核　dentate nucleus
35. 蚓垂　uvula vermis
36. 小结　nodule
37. 小脑扁桃体　tonsil of cerebellum
38. 枕动脉　occipital artery
39. 头上斜肌　obliquus capitis superior
40. 椎动脉　vertebral artery
41. 小脑延髓池　cerebellomedullary cistern
42. 硬脊膜　spinal dura mater
43. 寰椎横突　transverse process of atlas
44. 髁导静脉　condylar emissary veins
45. 胸锁乳突肌　sternocleidomastoid
46. 肩胛提肌　levator scapulae
47. 头下斜肌　obliquus capitis inferior
48. 关节突关节　zygapophysial joint
49. 脊髓　spinal cord
50. 颈长肌　longus colli
51. 延髓　medulla oblongata
52. 第四脑室　fourth ventricle
53. 大脑大静脉　great cerebral vein

图 4-12　经侧脑室后角的冠状断层

Fig.4-12　Coronal section through posterior horn of lateral ventricle

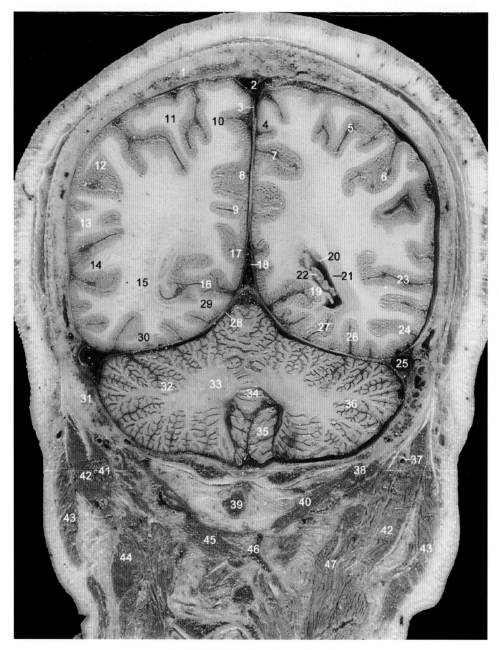

A. 断层标本(sectional specimen)

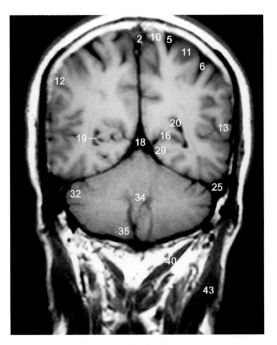

B. MRI T₁ WI

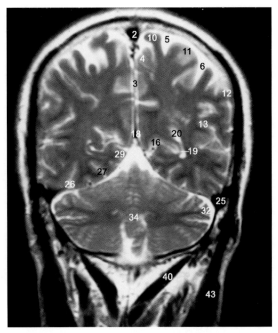

C. MRI T₂ WI

1. 顶骨　parietal bone
2. 上矢状窦　superior sagittal sinus
3. 大脑镰　cerebral falx
4. 中央旁小叶后部　posterior part of paracentral lo－bule
5. 中央后沟　postcentral sulcus
6. 顶内沟　intraparietal sulcus
7. 扣带沟　cingulate sulcus
8. 楔前叶　precuneus
9. 顶下沟　subparietal sulcus
10. 中央后回　postcentral gyrus
11. 顶上小叶　superior parietal lobule
12. 顶下小叶　inferior parietal lobule
13. 角回　angular gyrus
14. 颞中回　middle temporal gyrus
15. 视辐射　optic radiation
16. 距状沟前部　anterior part of calcarine sulcus
17. 扣带回峡　isthmus of cingulate gyrus
18. 直窦　straight sinus
19. 禽距　calcar avis
20. 侧脑室后角　posterior horn of lateral ventricle
21. 毯　tapetum
22. 脉络丛　choroid plexus
23. 颞上沟　superior temporal sulcus

24. 颞下沟　inferior temporal sulcus
25. 横窦　transverse sinus
26. 枕颞沟　occipitotemporal sulcus
27. 侧副沟　collateral sulcus
28. 小脑幕　tentorium of cerebellum
29. 舌回　lingual gyrus
30. 枕颞外侧回　lateral occipitotemporal gyrus
31. 枕骨　occipital bone
32. 小脑半球　cerebellar hemisphere
33. 齿状核　dental nucleus
34. 蚓垂　uvula vermis
35. 小脑扁桃体　tonsil of cerebellum
36. 水平裂　horizontal fissure
37. 枕动脉　occipital artery
38. 头上斜肌　obliquus capitis superior
39. 寰椎后弓　posterior arch of atlas
40. 头后大直肌　rectus capitis posterior major
41. 头最长肌　longissimus capitis
42. 头夹肌　splenius capitis
43. 胸锁乳突肌　sternocleidomastoid
44. 肩胛提肌　levator scapulae
45. 头下斜肌　obliquus capitis inferior
46. 枢椎椎弓　vertebral arch of axis
47. 头半棘肌　semispinalis capitis

图4-13 经距状隐回的冠状断层

Fig.4-13 Coronal section through cryptocalcarine gyri

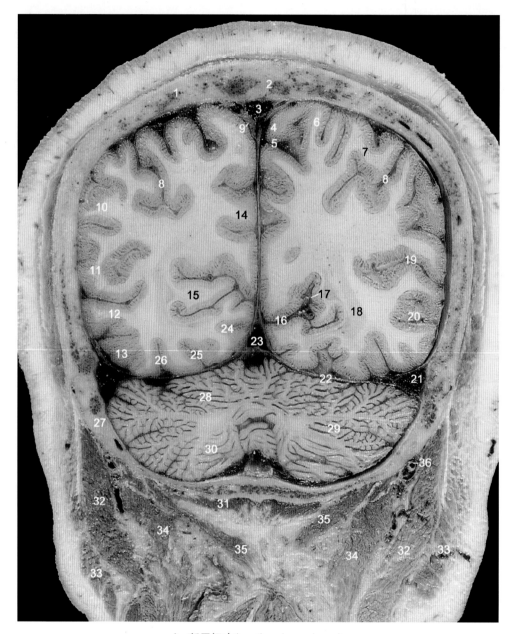

A. 断层标本(sectional specimen)

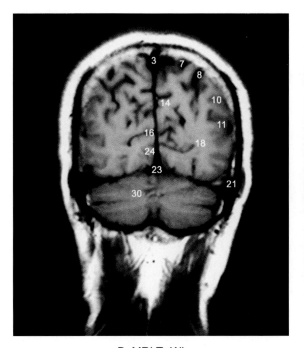

B. MRI T₁ WI

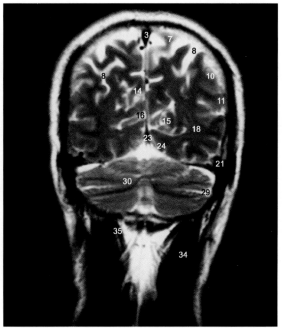

C. MRI T₂ WI

1. 顶骨　parietal bone
2. 矢状缝　sagittal suture
3. 上矢状窦　superior sagittal sinus
4. 中央旁小叶后部　posterior part of paracentral lobule
5. 扣带沟缘支　marginal ramus of cingulate sulcus
6. 中央后回　postcentral gyrus
7. 顶上小叶　superior parietal lobule
8. 顶内沟　intraparietal sulcus
9. 蛛网膜粒　arachnoid granulations
10. 顶下小叶　inferior parietal lobule
11. 角回　angular gyrus
12. 颞中回　middle temporal gyrus
13. 颞下回　inferior temporal gyrus
14. 楔前叶　precuneus
15. 距状隐回　cryptocalcarine gyri
16. 距状沟　calcarine sulcus
17. 距状沟动脉　calcarine artery
18. 视辐射　optic radiation

19. 颞上沟　superior temporal sulcus
20. 颞下沟　inferior temporal sulcus
21. 横窦　transverse sinus
22. 小脑幕　tentorium of cerebellum
23. 直窦　straight sinus
24. 舌回　lingual gyrus
25. 侧副沟　collateral sulcus
26. 枕颞沟　occipitotemporal sulcus
27. 枕骨　occipital bone
28. 后半月裂　postlunate fissure
29. 水平裂　horizontal fissure
30. 小脑半球　cerebellar hemisphere
31. 头后小直肌　rectus capitis posterior minor
32. 头夹肌　splenius capitis
33. 胸锁乳突肌　sternocleidomastoid
34. 头半棘肌　semispinalis capitis
35. 头后大直肌　rectus capitis posterior major
36. 枕动脉　occipital artery

图 4-14　经窦汇的冠状断层

Fig.4-14　Coronal section through confluence of sinus

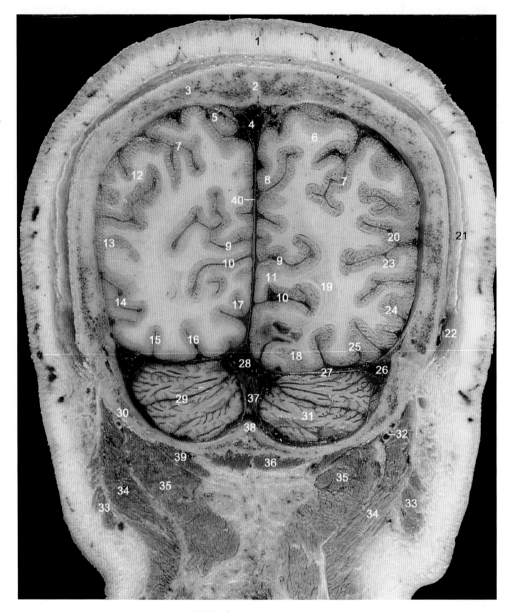

A. 断层标本(sectional specimen)

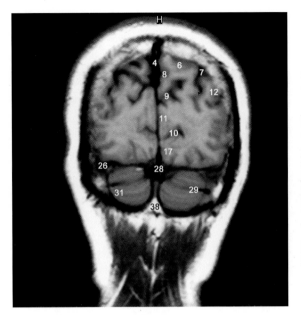

B. MRI T₁ WI

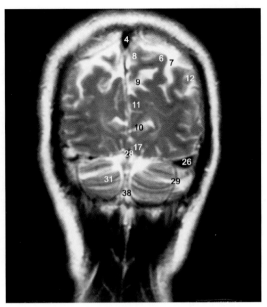

C. MRI T₂ WI

1. 头皮　scalp
2. 矢状缝　sagittal suture
3. 顶骨　parietal bone
4. 上矢状窦　superior sagittal sinus
5. 蛛网膜粒　arachnoid granulations
6. 顶上小叶　superior parietal lobule
7. 顶内沟　intraparietal sulcus
8. 楔前叶　precuneus
9. 顶枕沟　parietooccipital sulcus
10. 距状沟　calcarine sulcus
11. 楔叶　cuneus
12. 顶下小叶　inferior parietal lobule
13. 角回　angular gyrus
14. 颞下沟　inferior temporal sulcus
15. 枕颞沟　occipitotemporal sulcus
16. 侧副沟　collateral sulcus
17. 舌回　lingual gyrus
18. 枕颞内侧回　medial occipitotemporal gyrus
19. 视辐射　optic radiation
20. 颞上沟　superior temporal sulcus

21. 帽状腱膜　epicranial aponeurosis
22. 枕额肌枕腹　occipital belly of occipitofrontalis
23. 颞中回　middle temporal gyrus
24. 颞下回　inferior temporal gyrus
25. 枕颞外侧回　lateral occipitotemporal gyrus
26. 横窦　transverse sinus
27. 小脑幕　tentorium of cerbellum
28. 窦汇　confluence of sinus
29. 水平裂　horizontal fissure
30. 枕骨　occipital bone
31. 小脑半球　cerebellar hemisphere
32. 枕动脉　occipital artery
33. 胸锁乳突肌　sternocleidomastoid
34. 头夹肌　splenius capitis
35. 头半棘肌　semispinalis capitis
36. 头后小直肌　rectus capitis posterior minor
37. 枕窦　occipital sinus
38. 枕内嵴　internal occipital crest
39. 头后大直肌　rectus capitis posterior major
40. 大脑镰　cerebral falx

图 4-15　经顶叶和枕叶的冠状断层

Fig.4-15　Coronal section through parietal and occipital lobes

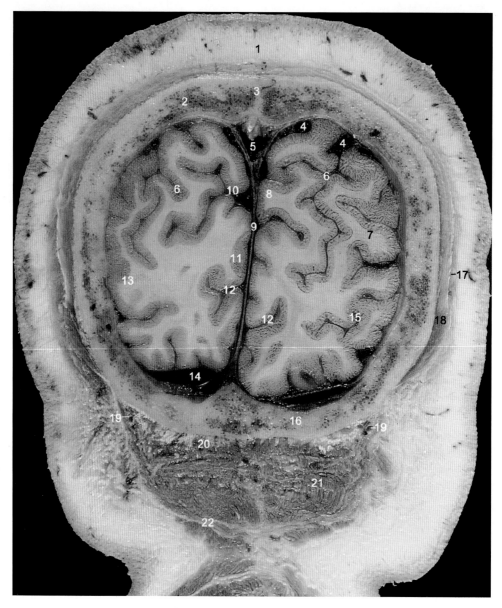

A. 断层标本(sectional specimen)

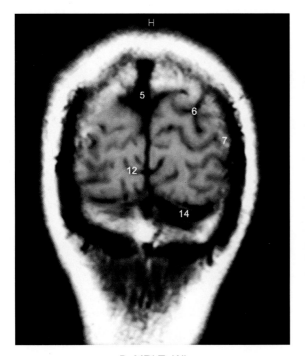

B. MRI T₁ WI

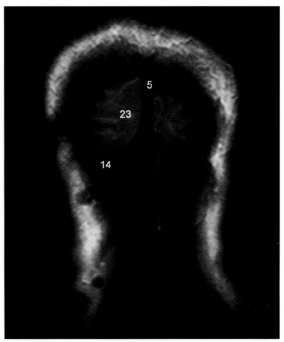

C. MRI T₂ WI

1. 头皮　scalp
2. 顶骨　parietal bone
3. 矢状缝　sagittal suture
4. 大脑上静脉　superior cerebral veins
5. 上矢状窦　superior sagittal sinus
6. 顶内沟　intraparietal sulcus
7. 顶下小叶　inferior parietal lobule
8. 楔前叶　precuneus
9. 大脑镰　cerebral falx
10. 顶枕沟　parietooccipial sulcus
11. 楔叶　cuneus
12. 距状沟　calcarine sulcus
13. 颞中回　middle temporal gyrus
14. 横窦　transverse sinus
15. 颞下回　inferior temporal gyrus
16. 枕骨　occipital bone
17. 帽状腱膜　epicranial aponeurosis
18. 枕额肌枕腹　occipital belly of occipitofrontalis
19. 枕动脉　occipital artery
20. 头后大直肌　rectus capitis posterior major
21. 头半棘肌　semispinalis capitis
22. 头夹肌　splenius capitis
23. 枕叶　occipital lobe

5

第五章　胸部连续横断层

Chapter 5　Serial Transverse Sections Of Thorax

图 5-1　经左、右静脉角的横断层

Fig.5-1　Transverse section through left and right venous angles

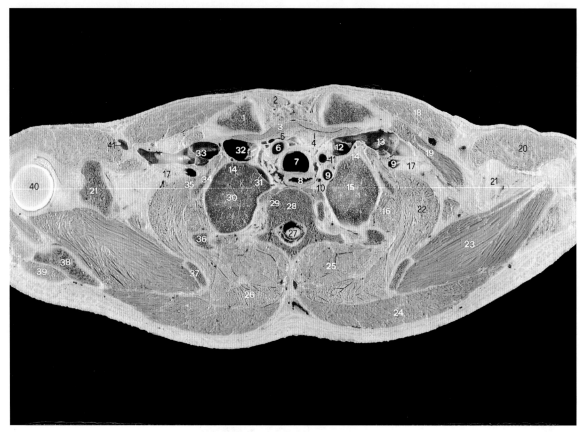

A. 断层标本(sectional specimen)

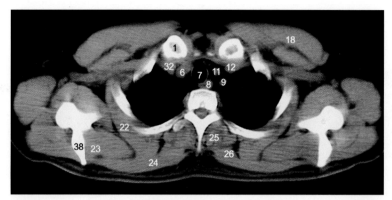

B. CT（纵隔窗 mediastinal window）

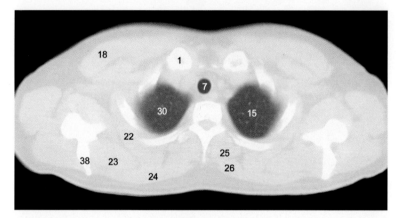

C. CT（肺窗 lung window）

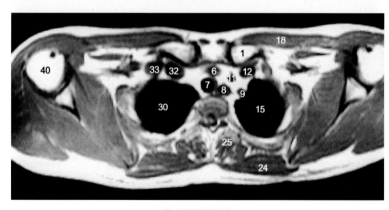

D. MRI T₁WI

11. 左颈总动脉　left common carotid artery
12. 左头臂静脉　left brachiocephalic vein
13. 左锁骨下静脉　left subclavian vein
14. 胸廓内动脉　internal thoracic artery
15. 左肺尖　apex of left lung
16. 肋间内、外肌　intercostales interni and externi
17. 臂丛　brachial plexus
18. 胸大肌　pectoralis major
19. 锁骨下肌　subclavius
20. 三角肌　deltoid
21. 肩胛骨喙突　coracoid process of scapula
22. 前锯肌　serratus anterior
23. 冈上肌　supraspinatus
24. 斜方肌　trapezius
25. 竖脊肌　erector spinae
26. 大菱形肌　rhomboideus major
27. 脊髓　spinal cord
28. 第2胸椎体　body of 2nd thoracic vertebrae
29. 颈长肌　longus colli
30. 右肺尖　apex of right lung
31. 胸膜腔　pleural cavity
32. 右头臂静脉　right brachiocephalic vein
33. 右锁骨下静脉　right subclavian vein
34. 第1肋　1st rib
35. 右锁骨下动脉　right subclavian artery
36. 第2肋　2nd rib
37. 肩胛骨上角　superior angle of scapula
38. 肩胛冈　spine of scapula
39. 冈下肌　infraspinatus
40. 肱骨头　head of humerus
41. 头静脉　cephalic vein

1. 锁骨胸骨端　sternal end of clavicle
2. 胸锁乳突肌　sternocleidomastoid
3. 胸骨舌骨肌　sternohyoid
4. 胸骨甲状肌　sternothyroid
5. 甲状腺下静脉　inferior thyroid vein
6. 头臂干　brachiocephalic trunk
7. 气管　trachea
8. 食管　esophagus
9. 左锁骨下动脉　left subclavian artery
10. 胸导管　thoracic duct

图 5-2　经胸锁关节的横断层
Fig.5-2　Transverse section through sternoclavicular joint

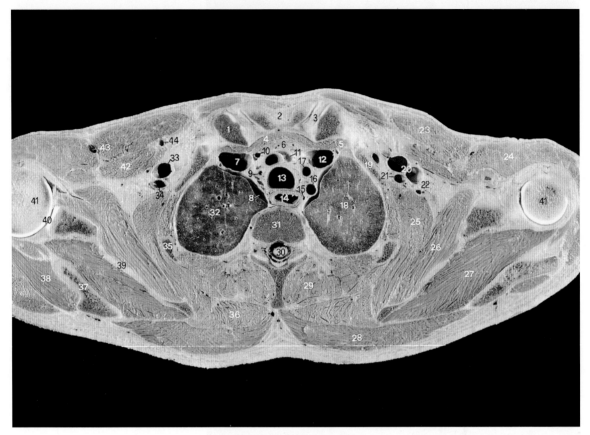

A. 断层标本（sectional specimen）

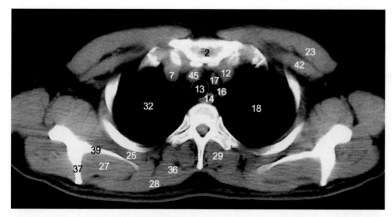

B. CT （纵隔窗 mediastinal window）

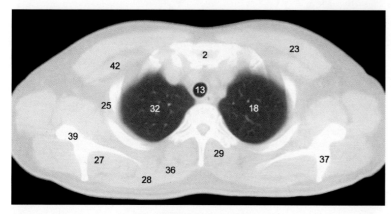

C. CT （肺窗 lung window）

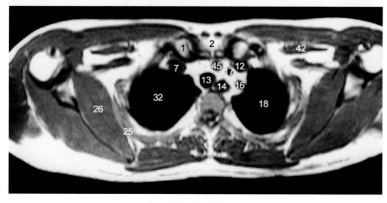

D.MRI T₁WI

1. 锁骨胸骨端　sternal end of clavicle
2. 胸骨柄　manubrium sterni
3. 关节盘　articular disc
4. 胸骨舌骨肌　sternohyoid
5. 胸骨甲状肌　sternothyroid
6. 胸腺　thymus
7. 右头臂静脉　right brachioce-phalic vein
8. 胸膜腔　pleural cavity
9. 右上气管旁淋巴结　right up-per paratracheal lymph nodes
10. 甲状腺下静脉　inferior thy-roid vein

11. 前纵隔淋巴结　anterior me-diastinal lymph nodes
12. 左头臂静脉　left brachioce-phalic vein
13. 气管　trachea
14. 食管　esophagus
15. 胸导管　thoracic duct
16. 左锁骨下动脉　left subclavian artery
17. 左颈总动脉　left common carotid artery
18. 左肺上叶　superior lobe of left lung
19. 第1肋　1st rib
20. 左腋静脉　left axillary vein
21. 左腋动脉　left axillary artery
22. 臂丛　brachial plexus
23. 胸大肌　pectoralis major
24. 三角肌　deltoid
25. 前锯肌　serratus anterior
26. 肩胛下肌　subscapularis
27. 冈上肌　supraspinatus
28. 斜方肌　trapezius
29. 竖脊肌　erector spinae
30. 脊髓　spinal cord
31. 第2胸椎体　body of 2nd thoracic vertebrae
32. 右肺上叶　superior lobe of right lung
33. 右腋静脉　right axillary vein
34. 右腋动脉　right axillary ar-tery
35. 第2肋　2nd rib
36. 大菱形肌　rhomboideus major
37. 肩胛冈　spine of scapula
38. 冈下肌　infraspinatus
39. 肩胛骨　scapula
40. 肩关节　shoulder joint
41. 肱骨头　head of humerus
42. 胸小肌　pectoralis minor
43. 头静脉　cephalic vein
44. 胸外侧动、静脉　lateral tho-racic artery and vein
45. 头臂干　cephalic trunk

图5-3 经第1肋胸肋结合的横断层

Fig.5-3 Transverse section through sternocostal synchondrosis of first rib

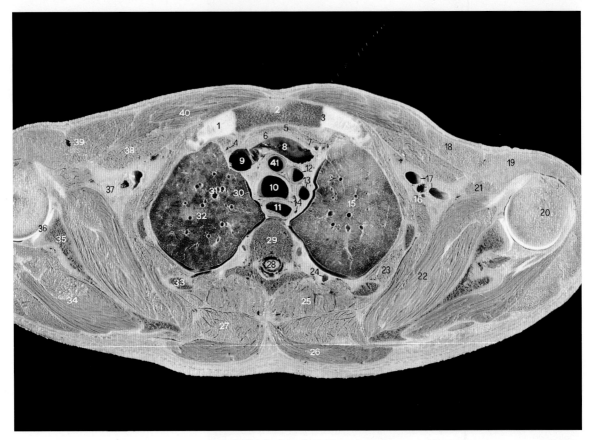

A. 断层标本（sectional specimen）

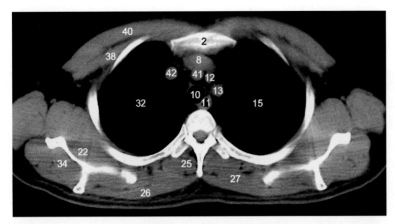

B. CT（纵隔窗 mediastinal window）

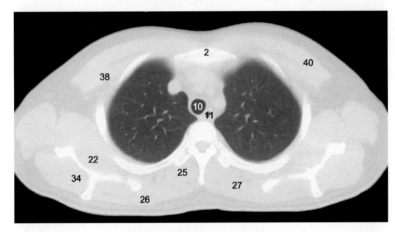

C. CT（肺窗 lung window）

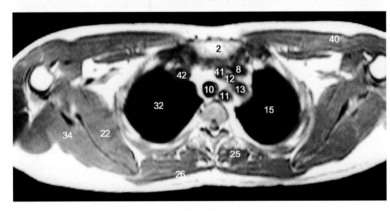

D. MRI T₁WI

1. 第1肋软骨　1st costal cartilage
2. 胸骨柄　manubrium sterni
3. 第1肋胸肋结合　sternocostal synchondrosis of first rib
4. 胸廓内动、静脉　internal thoracic artery and vein
5. 胸骨舌骨肌　sternohyoid
6. 胸腺　thymus
7. 胸骨甲状肌　sternothyroid
8. 左头臂静脉　left brachiocephalic vein
9. 上腔静脉　superior vena cava

10. 气管　trachea
11. 食管　esophagus
12. 左颈总动脉　left common carotid artery
13. 左锁骨下动脉　left subclavian artery
14. 胸导管　thoracic duct
15. 左肺上叶　superior lobe of left lung
16. 腋动脉　axillary artery
17. 腋静脉　axillary vein
18. 胸大肌　pectoralis major
19. 三角肌　deltoid
20. 肱骨头　head of humerus
21. 喙肱肌和肱二头肌短头　coracobrachialis and short head of biceps brachii
22. 肩胛下肌　subscapularis
23. 肋间内、外肌　intercostales interni and externi
24. 肋间后静脉　posterior intercostal vein
25. 竖脊肌　erector spinae
26. 斜方肌　trapezius
27. 大菱形肌　rhomboideus major
28. 脊髓　spinal cord
29. 第3胸椎体　body of 3rd thoracic vertebrae
30. 胸膜腔　pleural cavity
31. 尖段支气管(B1)和动脉(A1)　apical segmental bronchus and artery
32. 右肺上叶　superior lobe of right lung
33. 第3肋　3rd rib
34. 冈下肌　infraspinatus
35. 肩胛骨　scapula
36. 肩关节　shoulder joint
37. 臂丛　brachial plexus
38. 胸小肌　pectoralis minor
39. 头静脉　cephalic vein
40. 胸大肌　pectoralis major
41. 头臂干　cephalic trunk
42. 右头臂静脉　right brachiocephalic vein

图 5-4　经主动脉弓上份的横断层

Fig.5-4　Transverse section through upper part of aortic arch

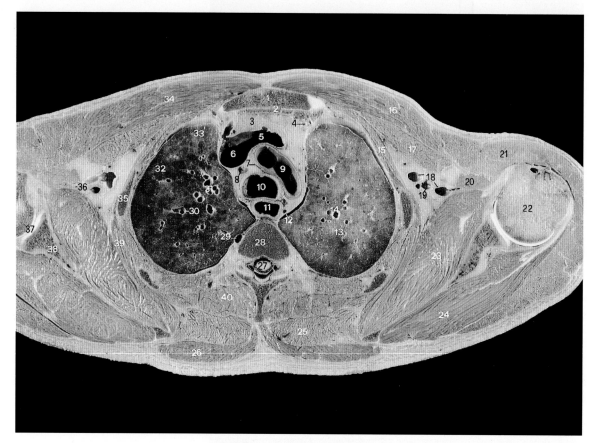

A. 断层标本（sectional specimen）

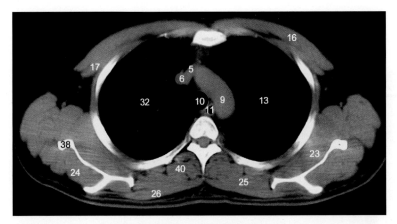

B. CT（纵隔窗 mediastinal window）

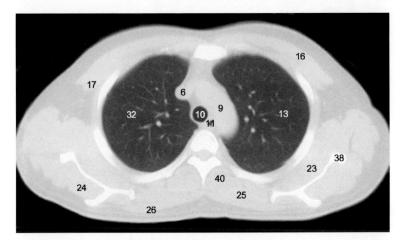

C. CT（肺窗 lung window）

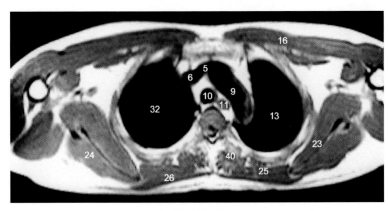

D. MRI T₁WI

1. 胸骨柄　manubrium sterni
2. 胸骨舌骨肌　sternohyoid
3. 胸腺　thymus
4. 胸廓内动、静脉　internal thoracic artery and vein
5. 左头臂静脉　left brachiocephalic vein
6. 上腔静脉　superior vena cava
7. 心包上隐窝　superior recess of pericardium

8. 右下气管旁淋巴结　right lower paratracheal lymph nodes
9. 主动脉弓　aortic arch
10. 气管　trachea
11. 食管　esophagus
12. 胸导管　thoracic duct
13. 左肺上叶　superior lobe of left lung
14. 尖后段支气管(B1+2)和动脉(A1+2) apicoposterior segmental bronchus and artery
15. 肋间内、外肌　intercostales interni and externi
16. 胸大肌　pectoralis major
17. 胸小肌　pectoralis minor
18. 腋静脉　axillary vein
19. 腋动脉　axillary artery
20. 喙肱肌与肱二头肌短头　coracobrachialis and short head of biceps brachii
21. 三角肌　deltoid
22. 肱骨头　head of humerus
23. 肩胛下肌　subscapularis
24. 冈下肌　infraspinatus
25. 大菱形肌　rhomboideus major
26. 斜方肌　trapezius
27. 脊髓　spinal cord
28. 第3胸椎体　body of 3rd thoracic vertebrae
29. 肋间后静脉　posterior intercostal vein
30. 后段静脉(V2)　posterior segmental vein
31. 尖段支气管(B1)和动脉(A1) apical segmental bronchus and artery
32. 右肺上叶　superior lobe of right lung
33. 胸膜腔　pleural cavity
34. 胸大肌　pectoralis major
35. 第2肋　2nd rib
36. 臂丛　brachial plexus
37. 肩关节　shouder joint
38. 肩胛骨　scapula
39. 前锯肌　serratus anterior
40. 竖脊肌　erector spinae

图 5-5　经主动脉弓下份的横断层
Fig.5-5　Transverse section through lower part of aortic arch

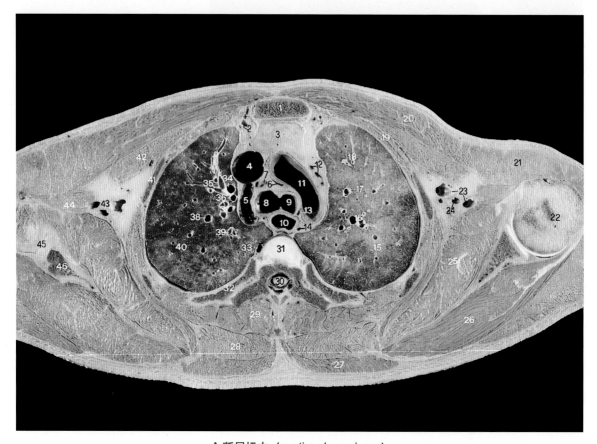

A.断层标本（sectional specimen）

1. 胸骨柄　manubrium sterni
2. 胸廓内动、静脉　internal thoracic artery and vein
3. 胸腺　thymus
4. 上腔静脉　superior vena cava
5. 奇静脉弓　arch of azygos vein
6. 心包上隐窝　superior recess of pericardium

7. 右气管支气管淋巴结　right tracheobronchial lymph nodes
8. 右主支气管　right principal bronchus
9. 左主支气管　left principal bronchus
10. 食管　esophagus
11. 主动脉弓　aortic arch

12. 主动脉肺淋巴结　aorticopulmonary lymph nodes
13. 左下气管旁淋巴结　left lower paratracheal lymph nodes
14. 胸导管　thoracic duct
15. 左肺上叶　superior lobe of left lung
16. 尖后段支气管(B1+2)和动脉

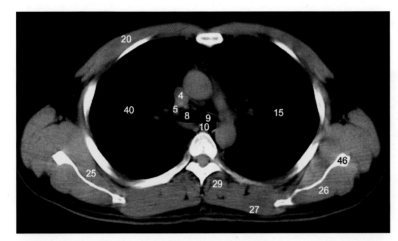

B. CT（纵隔窗 mediastinal window）

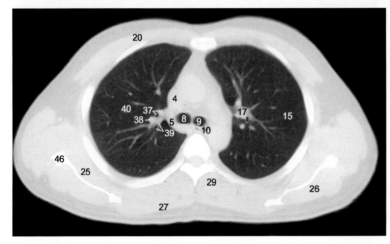

C. CT（肺窗 lung window）

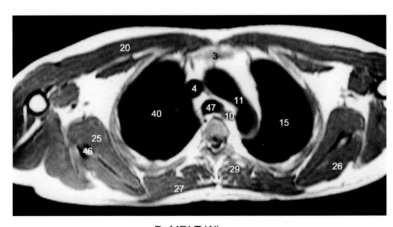

D. MRI T₁WI

（A1+2）apicoposterior seg-
mental bronchus and artery

17. 尖后段静脉（V1+2）apicopo-

sterior segmental vein

18. 前段支气管（B3）和动脉（A3）
anterior segmental bronchus
and artery

19. 肋间内、外肌　intercostales
interni and externi

20. 胸大肌　pectoralis major

21. 三角肌　deltoid

22. 肱骨头　head of humerus

23. 腋静脉　axillary vein

24. 腋动脉　axillary artery

25. 肩胛下肌　subscapularis

26. 冈下肌　infraspinatus

27. 斜方肌　trapezius

28. 大菱形肌　rhomboideus major

29. 竖脊肌　erector spinae

30. 脊髓　spinal cord

31. 第3胸椎间盘 3rd thoracic in-
tervertebral disc

32. 第4肋　4th rib

33. 肋间后静脉　posterior inter-
costal vein

34. 尖段静脉（V1）apical segmen-
tal vein

35. 前段动脉（A3）anterior segm-
ental artery

36. 尖段动脉（A1）apical segmen-
tal artery

37. 尖段支气管（B1）和动脉（A1）
apical segmental bronchus
and artery

38. 后段静脉（V2）posterior seg-
mental vein

39. 后段支气管（B2）和动脉（A2）
posterior segmental bronchus
and artery

40. 右肺上叶　superior lobe of
right lung

41. 第2肋　2nd rib

42. 胸小肌　pectoralis minor

43. 臂丛　brachial plexus

44. 喙肱肌和肱二头肌短头　cora-
cobrachialis and short head
of biceps brachii

45. 肩关节　shoulder joint

46. 肩胛骨　scapula

47. 气管　trachea

图5-6 经主动脉肺动脉窗的横断层
Fig.5-6 Transverse section through aorticopulmonary window

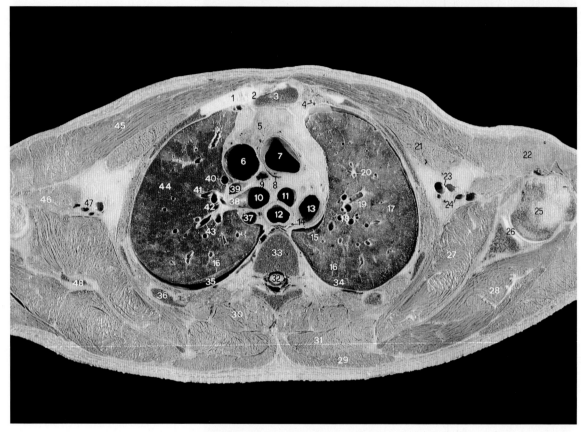

A. 断层标本（sectional specimen）

1. 第2肋软骨 2nd costal cartlage
2. 第2胸肋关节 2nd sternocostal joint
3. 胸骨角 sternal angle
4. 胸廓内动、静脉 internal thoracic artery and vein
5. 胸腺 thymus
6. 上腔静脉 superior vena cava
7. 升主动脉 ascending aorta
8. 心包上隐窝 superior recess

of pericardium
9. 右气管支气管淋巴结 right tracheobronchial lymph nodes
10. 右主支气管 right principal bronchus
11. 左主支气管 left principal bronchus
12. 食管 esophagus
13. 胸主动脉 thoracic aorta
14. 胸导管 thoracic duct

15. 胸膜腔 pleural cavity
16. 斜裂 oblique fissure
17. 左肺上叶 superior lobe of left lung
18. 尖后段支气管(B1+2)和动脉(A1+2) apicoposterior segmental bronchus and artery
19. 尖后段静脉(V1+2) apicoposterior segmental vein
20. 前段支气管(B3)和动脉(A3)

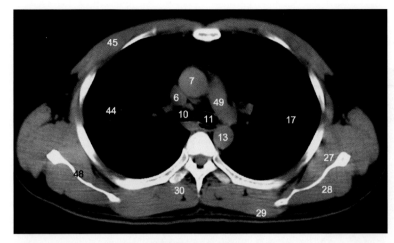

B. CT（纵隔窗 mediastinal window）

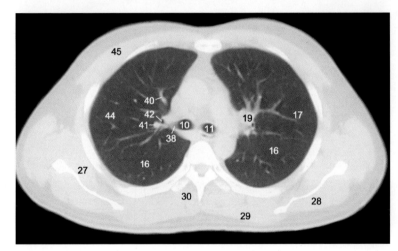

C. CT（肺窗 lung window）

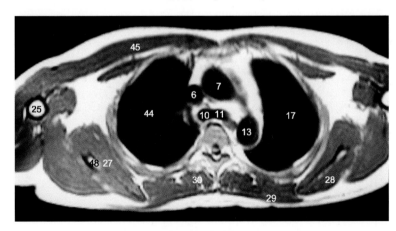

D. MRI T₁WI

anterior segmental bronchus and artery

21. 胸小肌　pectoralis minor
22. 三角肌　deltoid
23. 腋静脉　axillary vein
24. 腋动脉　axillary artery
25. 肱骨头　head of humerus
26. 肩关节　shoulder joint
27. 肩胛下肌　subscapularis
28. 冈下肌　infraspinatus
29. 斜方肌　trapezius
30. 竖脊肌　erector spinae
31. 大菱形肌　rhomboideus major
32. 脊髓　spinal cord
33. 第4胸椎体　body of 4th thoracic vertebrae
34. 左肺下叶　inferior lobe of left lung
35. 右肺下叶　inferior lobe of right lung
36. 第4肋　4th rib
37. 奇静脉　azygos vein
38. 右肺上叶支气管　right superior lobar bronchus
39. 右肺上叶动脉　right superior lobar artery
40. 尖段静脉(V1)　apical segmental vein
41. 后段静脉(V2)　posterior segmental vein
42. 尖段支气管(B1)　apical segmental bronchus
43. 后段支气管(B2)和动脉(A2)　posterior segmental bronchus and artery
44. 右肺上叶　superior lobe of right lung
45. 胸大肌　pectoralis major
46. 喙肱肌和肱二头肌短头　coracobrachialis and short head of biceps brachii
47. 臂丛　brachial plexus
48. 肩胛骨　scapula
49. 左肺动脉　left pulmonary artery

图 5-7　经左肺动脉的横断层

Fig.5-7　Transverse section through left pulmonary artery

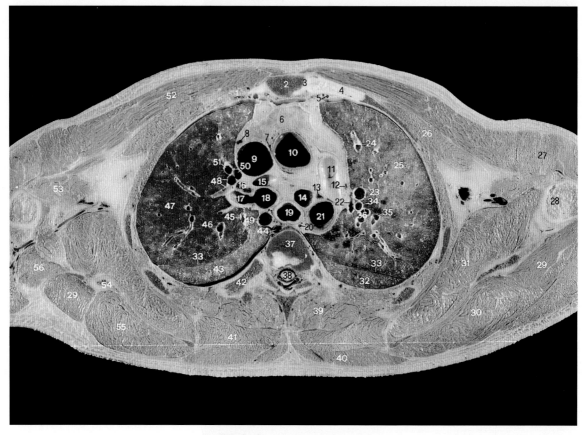

A. 断层标本（sectional specimen）

1. 胸膜腔　pleural cavity
2. 胸骨角　sternal angle
3. 第2胸肋关节　2nd sternocostal joint
4. 第2肋软骨　2nd costal cartilage
5. 胸廓内动脉　internal thoracic artery
6. 胸腺　thymus
7. 心包上隐窝　superior recess of pericardium
8. 前纵隔淋巴结　anterior mediastinal lymph nodes
9. 上腔静脉　superior vena cava
10. 升主动脉　ascending aorta
11. 左肺动脉　left pulmonary artery

12. 主动脉肺淋巴结　aorticopulmonary lymph nodes
13. 左支气管旁淋巴结　left paratracheal lymph nodes
14. 左主支气管　left principal bronchus
15. 右肺上叶动脉　right superior lobar artery
16. 右肺门淋巴结　right pulmonary hilar lymph nodes
17. 右肺上叶支气管　right superior lobar bronchus
18. 右主支气管　right principal bronchus
19. 食管　esophagus
20. 胸导管　thoracic duct
21. 胸主动脉　thoracic aorta

22. 尖后段动脉(A1+2)　apicoposterior segmental artery
23. 尖后段静脉(V1+2)段间支　intersegmental branch of apicoposterior segmental vein
24. 前段静脉(V3)上支　superior branch of anterior segmental vein
25. 左肺上叶　superior lobe of left lung
26. 胸小肌　pectoralis minor
27. 三角肌　deltoid
28. 肱骨　humerus
29. 小圆肌　teres minor
30. 冈下肌　infraspinatus
31. 肩胛下肌　subscapularis
32. 左肺下叶　inferior lobe of left

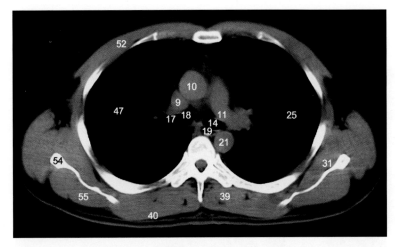

B. CT（纵隔窗 mediastinal window）

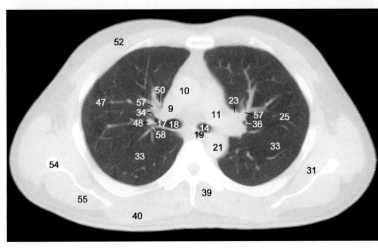

C. CT（肺窗 lung window）

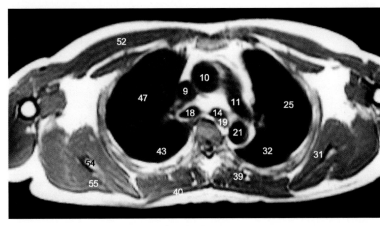

D. MRI T₁WI

lung

33. 斜裂 oblique fissure

34. 前段支气管(B3) anterior segmental bronchus

35. 尖后段静脉(V3)段内支 intrasegmental branch of apicoposterior segmental vein

36. 尖后段支气管(B1+2) apicoposterior segmental bronchus

37. 第4胸椎体 body of 4th thoracic vertebrae

38. 脊髓 spinal cord

39. 竖脊肌 erector spinae

40. 斜方肌 trapezius

41. 大菱形肌 rhomboideus major

42. 第5肋 5th rib

43. 右肺下叶 inferior lobe of right lung

44. 肋间后静脉 posterior intercostal vein

45. 后段静脉(V2)叶间支 interlobar branch of posterior segmental vein

46. 后段静脉(V2)段内支 intrasegmental branch of posterior segmental vein

47. 右肺上叶 superior lobe of right lung

48. 后段静脉(V2)段间支 intersegmental branch of posterior segmental vein

49. 奇静脉 azygos vein

50. 尖段静脉(V1) apical segmental vein

51. 前段静脉(V3) anterior segmental vein

52. 胸大肌 pectoralis major

53. 喙肱肌和肱二头肌短头 coracobrachialis and short head of biceps brachii

54. 肩胛骨 scapula

55. 冈下肌 infraspinatus

56. 肱三头肌长头 long head of biceps brachii

57. 前段动脉(A₃) anterior segmental artery

58. 后段支气管(B₂) posterior segmental bronchus

图 5-8　经肺动脉权的横断层
Fig.5-8　Transverse section through pulmonary bifurcation

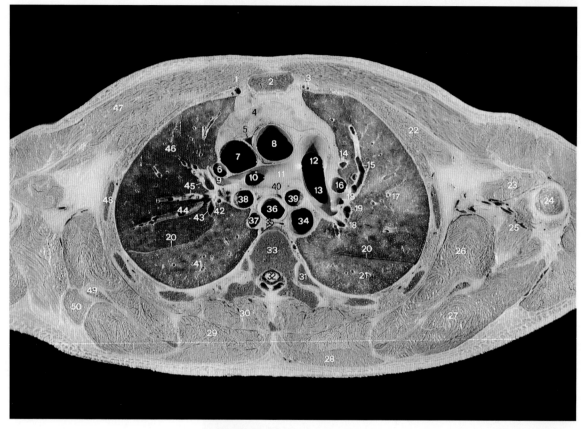

A. 断层标本（sectional specimen）

1. 胸廓内静脉　internal thoracic vein
2. 胸骨体　body of sternum
3. 胸廓内动脉　internal thoracic artery
4. 胸腺　thymus
5. 心包上隐窝　superior recess of pericardium
6. 右上肺静脉　right superior pulmonary vein
7. 上腔静脉　superior vena cava
8. 升主动脉　ascending aorta

9. 前段动脉(A3)　anterior segmental artery
10. 右肺上叶动脉　right superior lobar artery
11. 右肺动脉　right pulmonary artery
12. 肺动脉干　pulmonary trunk
13. 左肺动脉　left pulmonary artery
14. 前段静脉(V3) 上支　superior branch of anterior segmental vein

15. 前段动脉(A3)　anterior segmental artery
16. 左上肺静脉　left superior pulmonary vein
17. 左肺上叶　superior lobe of left lung
18. 尖后段动脉(A1+2)　apicoposterior segmental artery
19. 左肺上叶支气管上干　superior trunk of left superior lobar bronchus
20. 斜裂　oblique fissure

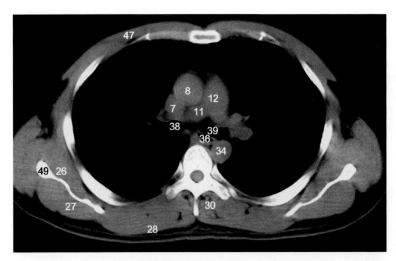

B. CT（纵隔窗 mediastinal window）

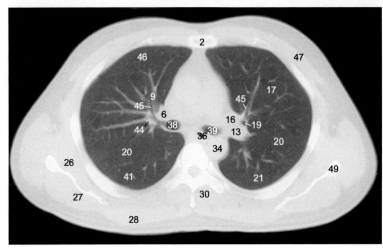

C. CT（肺窗 lung window）

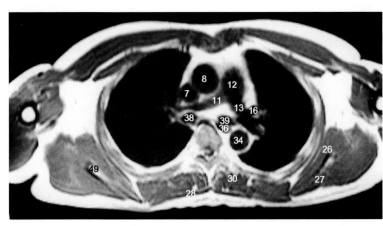

D. MRI T₁WI

21. 左肺下叶　inferior lobe of left lung
22. 胸小肌　pectoralis minor
23. 喙肱肌和肱二头肌短头　coracobrachialis and short head of biceps brachii
24. 肱骨　humerus
25. 大圆肌　teres major
26. 肩胛下肌　subscapularis
27. 冈下肌　infraspinatus
28. 斜方肌　trapezius
29. 大菱形肌　rhomboideus major
30. 竖脊肌　erector spinae
31. 第5肋　5th rib
32. 脊髓　spinal cord
33. 第5胸椎体　body of 5th thoracic vertebrae
34. 胸主动脉　thoracic aorta
35. 胸导管　thoracic duct
36. 食管　esophagus
37. 奇静脉　azygos vein
38. 中间支气管　intermediate bronchus
39. 左主支气管　left principal bronchus
40. 隆嵴下淋巴结　subcarina lymph nodes
41. 右肺下叶　inferior lobe of right lung
42. 后升动脉(A2) posterior ascending aorta
43. 后段静脉(V2)叶间支　interlobar branch of posterior segmental vein
44. 后段静脉(V2)段间支　interosegment branch of posterior segmental vein
45. 前段支气管(B3) anterior segmental bronchus
46. 右肺上叶　superior lobe of right lung
47. 胸大肌　pectoralis major
48. 第3肋　3rd rib
49. 肩胛骨　scapula
50. 小圆肌　teres minor

图 5-9 经右肺动脉的横断层

Fig.5-9 Transverse section through right pulmonary artery

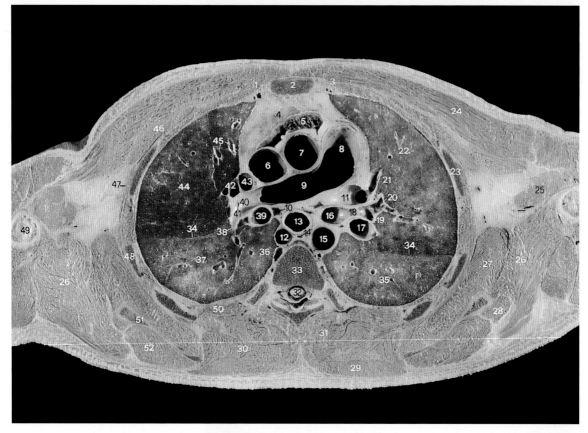

A. 断层标本（sectional specimen）

1. 胸廓内静脉 internal thoracic vein
2. 胸骨体 body of sternum
3. 胸廓内动脉 internal thoracic artery
4. 胸腺 thymus
5. 右心耳 right auricle
6. 上腔静脉 superior vena cava
7. 升主动脉 ascending aorta
8. 肺动脉干 pulmonary trunk
9. 右肺动脉 right pulmonary artery
10. 隆嵴下淋巴结 subcarina lymph nodes

11. 左上肺静脉 left superior pulmonary vein
12. 奇静脉 azygos vein
13. 食管 esophagus
14. 胸导管 thoracic duct
15. 胸主动脉 thoracic aorta
16. 左主支气管 left principal bronchus
17. 左肺下叶动脉 left inferior lobar artery
18. 左肺上叶支气管 left superior lobar bronchus
19. 左肺上叶支气管上干 superior trunk of left superior

lobar bronchus
20. 上舌段支气管 superior lingular bronchus
21. 前段静脉(V3)下支 inferior branch of anterior segmental vein
22. 左肺上叶 superior lobe of left lung
23. 第 3 肋 3rd rib
24. 胸大肌 pectoralis major
25. 喙肱肌和肱二头肌短头 cora-cobrachialis and short head of biceps brachii
26. 大圆肌 teres major

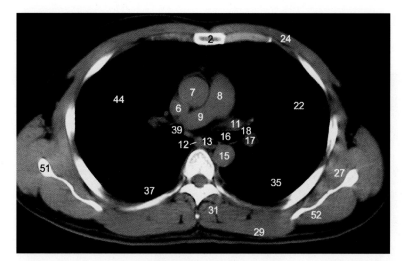

B. CT （纵隔窗 mediastinal window）

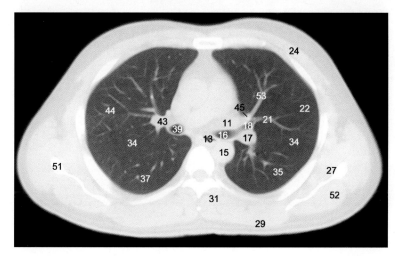

C. CT（肺窗 lung window）

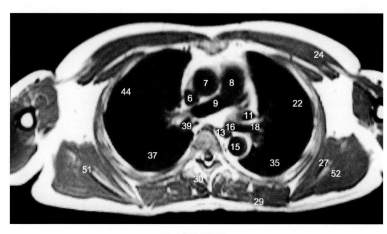

D. MRI T₁WI

27. 肩胛下肌　subscapularis
28. 小圆肌　teres minor
29. 斜方肌　trapezius
30. 大菱形肌　rhomboideus major
31. 竖脊肌　erector spinae
32. 脊髓　spinal cord
33. 第5胸椎体　body of 5th thoracic vertebrae
34. 斜裂　oblique fissure
35. 左肺下叶　inferior lobe of left lung
36. 肋间后静脉　posterior intercostal vein
37. 右肺下叶　inferior lobe of right lung
38. 上段动脉(A6)　superior segmental artery
39. 中间支气管　intermediate bronchus
40. 叶间动脉　interlobar artery
41. 后升动脉口　orifice of posterior ascending artery
42. 后段静脉(V2)　posterior segmental vein
43. 右上肺静脉　right superior pulmonary vein
44. 右肺上叶　superior lobe of right lung
45. 前段静脉(V3)　anterior segmental vein
46. 胸小肌　pectoralis minor
47. 前锯肌　serratus anterior
48. 第4肋　4th rib
49. 肱骨　humerus
50. 肋间内、外肌　intercostales interni and externi
51. 肩胛骨　scapula
52. 冈下肌　infraspinatus
53. 前段静脉上支　superior branch of anterior segmental vein

图 5-10 经左上肺静脉的横断层
Fig.5-10 Transverse section through left superior pulmonary vein

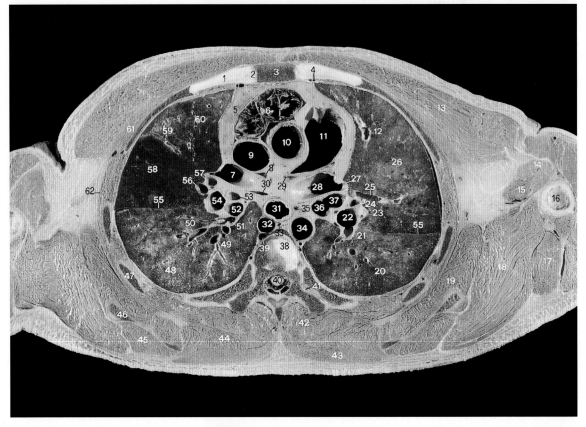

A. 断层标本 （sectional specimen）

1. 第 3 肋软骨 3rd costal carti-
   lage
2. 第 3 胸肋关节 3rd sternocostal
   joint
3. 胸骨体 body of sternum
4. 胸廓内动脉 internal thoracic
   artery
5. 胸腺 thymus
6. 右心耳 right auricle
7. 右上肺静脉 right superior pul-
   monary vein
8. 腔静脉后隐窝 retrocaval re-
   cess
9. 上腔静脉 superior vena cava
10. 升主动脉 ascending aorta
11. 肺动脉干 pulmonary trunk
12. 前段静脉(V3)下支 inferior
    branch of anterior segmental

vein
13. 胸大肌 pectoralis major
14. 肱二头肌 biceps brachii
15. 喙肱肌 coracobrachialis
16. 肱骨 humerus
17. 肱三头肌长头 long head of
    triceps brachii
18. 大圆肌 teres major
19. 肩胛下肌 subscapularis
20. 左肺下叶 inferior lobe of
    left lung
21. 上段动脉(A6) superior segm-
    ental artery
22. 左肺下叶动脉 left inferior
    lobar artery
23. 上舌段动脉(A4) superior lin-
    gular artery
24. 左肺门淋巴结 left pulmonary

hilar lymph nodes
25. 上舌段静脉(V4) superior lin-
    gular vein
26. 左肺上叶 superior lobe of
    left lung
27. 舌静脉干(V4+5) lingular ve-
    nous trunk
28. 左上肺静脉 left superior
    pulmonary vein
29. 心包横窦 transverse sinus of
    pericardium
30. 心包斜窦 oblique sinus of
    pericardium
31. 食管 esophagus
32. 奇静脉 azygos vein
33. 胸导管 thoracic duct
34. 胸主动脉 thoracic aorta
35. 左食管旁淋巴结 left parae-

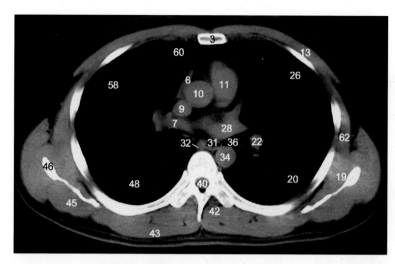

B. CT（纵隔窗 mediastinal window）

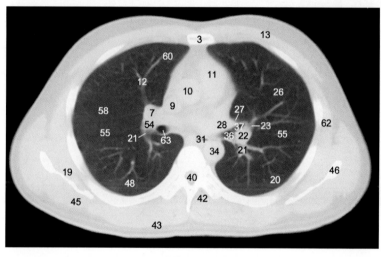

C. CT（肺窗 lung window）

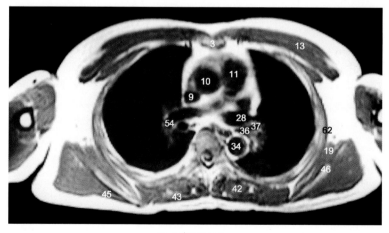

D. MRI T₁WI

sophagus lymph nodes

36. 左肺下叶支气管　left inferior lobar bronchus
37. 左肺上叶支气管　left superior lobar bronchus
38. 第5胸椎间盘　5th thoracic intervertebral disc
39. 肋间后静脉　posterior inter-costal vein
40. 脊髓　spinal cord
41. 第6肋　6th rib
42. 竖脊肌　erector spinae
43. 斜方肌　trapezius
44. 大菱形肌　rhomboideus major
45. 冈下肌　infraspinatus
46. 肩胛骨　scapula
47. 第5肋　5th rib
48. 右肺下叶　inferior lobe of right lung
49. 上段静脉(V6)　superior seg-mental vein
50. 上段动脉(A6)　superior seg-mental artery
51. 上段支气管(B6)　superior se-gmental bronchus
52. 右肺下叶支气管　right infe-rior lobar bronchus
53. 右肺中叶支气管　right middle lobar bronchus
54. 右肺下叶动脉　right inferior lobar artery
55. 斜裂　oblique fissure
56. 外侧段动脉(A4)　lateral seg-mental artery
57. 内侧段动脉(A5)　medial seg-mental artery
58. 右肺中叶　middle lobe of ri-ght lung
59. 水平裂　horizontal fissure
60. 右肺上叶　superior lobe of right lung
61. 胸小肌　pectoralis minor
62. 前锯肌　serratus anterior
63. 中间支气管　intermediate bronchus

图5-11　经右上肺静脉的横断层

Fig.5-11　Transverse section through right superior pulmonary vein

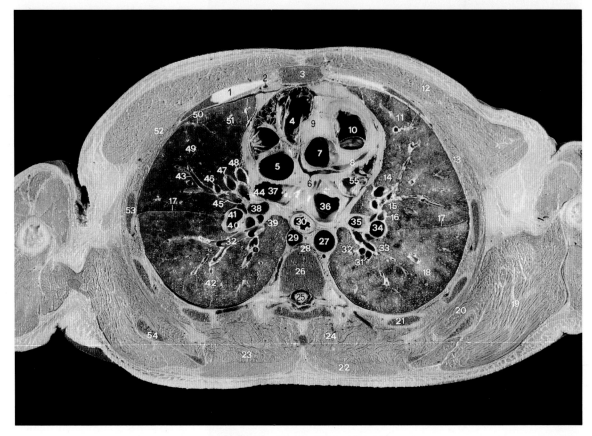

A. 断层标本（sectional specimen）

1. 第3肋软骨　3rd costal cartilage
2. 胸廓内静脉　internal thoracic vein
3. 胸骨体　body of sternum
4. 右心房　right atrium
5. 上腔静脉　superior vena cava
6. 主动脉下隐窝　infraaortic recess
7. 升主动脉　ascending aorta
8. 左冠状动脉　left coronary artery
9. 升主动脉襞　ascending aortic fold
10. 肺动脉口　orifice of pulmonary trunk

11. 左肺上叶　superior lobe of left lung
12. 胸大肌　pectoralis major
13. 肋间内、外肌　intercostales interni and externi
14. 舌静脉干(V4+5)　lingular venous trunk
15. 下舌段支气管(B5)　inferior lingular segmental bronchus
16. 下舌段动脉(A5)　inferior lingular segmental artery
17. 斜裂　oblique fissure
18. 左肺下叶　inferior lobe of left lung
19. 大圆肌　teres major
20. 肩胛下肌　subscapularis

21. 第6肋　6th rib
22. 斜方肌　trapezius
23. 大菱形肌　rhomboideus major
24. 竖脊肌　erector spinae
25. 脊髓　spinal cord
26. 第6胸椎体　body of 6th thoracic vertebrae
27. 胸主动脉　thoracic aorta
28. 胸导管　thoracic duct
29. 奇静脉　azygos vein
30. 食管　esophagus
31. 上段动脉(A6)　superior segmental artery
32. 上段静脉(V6)　superior segmental vein
33. 上段支气管(B6)　superior se-

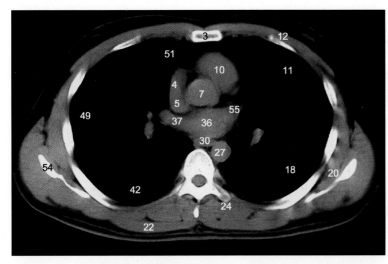

B. CT（纵隔窗 mediastinal window）

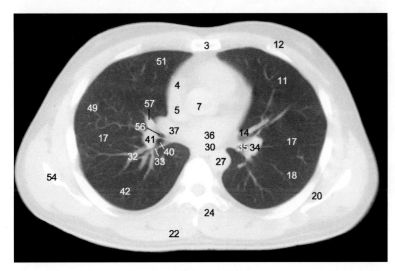

C. CT（肺窗 lung window）

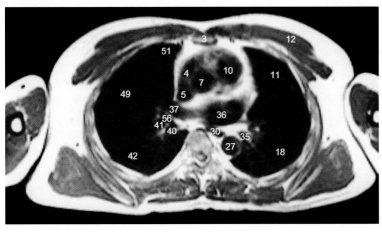

D. MRI T₁WI

gmental bronchus

34. 左肺下叶动脉　left inferior lobar artery

35. 左肺下叶支气管　left inferior lobar bronchus

36. 左心房　left atrium

37. 右上肺静脉　right superior pulmonary vein

38. 右肺门淋巴结　right pulmonary hilar lymph nodes

39. 内侧底段支气管　medial basal segmental bronchus

40. 右肺下叶支气管　right inferior lobar bronchus

41. 右肺下叶动脉　right inferior lobar artery

42. 右肺下叶　inferior lobe of right lung

43. 外侧段静脉(V4)　lateral segmental vein

44. 内侧段支气管(B5)　medial segmental bronchus

45. 外侧段支气管(B4)　lateral segmental bronchus

46. 外侧段动脉(A4)　lateral segmental artery

47. 内侧段动脉(A5)　medial segmental artery

48. 内侧段静脉(V5)　medial segmental vein

49. 右肺中叶　middle lobe of right lung

50. 水平裂　horizontal fissure

51. 右肺上叶　superior lobe of right lung

52. 胸小肌　pectoralis minor

53. 第4肋　4th rib

54. 肩胛骨　scapula

55. 左心耳　left auricle

56. 中叶支气管　middle lobar bronchus

57. 中叶动脉　middle lobar artery

图 5-12 经左、右下肺静脉的横断层

Fig.5-12 Transverse section through left and right inferior pulmonary veins

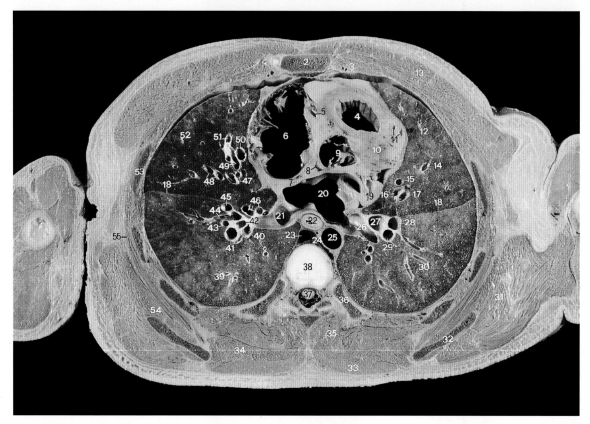

A. 断层标本 （sectional specimen）

1. 胸廓内动脉 internal thoracic artery
2. 胸骨体 body of sternum
3. 肋纵隔隐窝 costomediastinal recess
4. 右心室流出道 outflow tract of right ventricle
5. 右冠状动脉 right coronary artery
6. 右心房 right atrium
7. 房间隔 interatrial septum
8. 主动脉下隐窝 infraaortic recess
9. 主动脉口 aortic orifice
10. 左心室 left ventricle
11. 左冠状动脉前室间支和心大静脉 anterior interventricular branch of left coronary ar-tery and great cardiac vein
12. 左肺上叶 superior lobe of left lung
13. 胸大肌 pectoralis major
14. 上舌段静脉(V4) superior lingular vein
15. 下舌段静脉(V5) inferior lingular vein
16. 下舌段支气管(B5) inferior lingular bronchus
17. 下舌段动脉(A5) inferior lingular artery
18. 斜裂 oblique fissure
19. 心大静脉 great cardiac vein
20. 左心房 left atrium
21. 右下肺静脉 right inferior pulmonary vein
22. 食管 esophagus
23. 奇静脉 azygos vein
24. 胸导管 thoracic duct
25. 胸主动脉 thoracic aorta
26. 左下肺静脉 left inferior pulmonary vein
27. 左肺下叶支气管 left inferior lobar bronchus
28. 内前底段动脉(A7+8) medio-anterior basal segmental artery
29. 外后底段动脉(A9+10) latero-posterior basal segmental artery
30. 左肺下叶 inferior lobe of left lung
31. 大圆肌 teres major
32. 肩胛骨 scapula
33. 斜方肌 trapezius

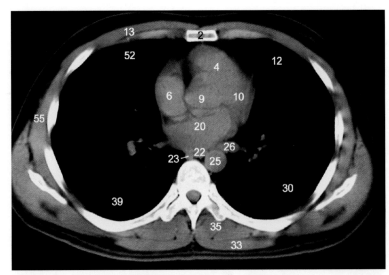

B. CT(纵隔窗 mediastinal window)

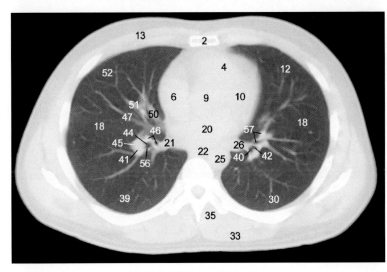

C. CT(肺窗 lung window)

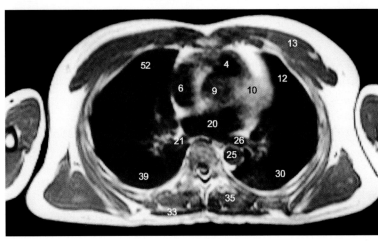

D. MRI T₁WI

34. 大菱形肌　rhomboideus major

35. 竖脊肌　erector spinae

36. 第7肋　7th rib

37. 脊髓　spinal cord

38. 第6胸椎间盘　6th thoracic intervertebral disc

39. 右肺下叶　inferior lobe of right lung

40. 后底段支气管(B10)　posterior basal segmental bronchus

41. 外后底段动脉(A9+10)　lateroposterior basal segmental artery

42. 外侧底段支气管(B9)　lateral basal segmental bronchus

43. 外侧底段动脉(A9)　lateral basal segmental artery

44. 前底段支气管(B8)　anterior basal segmental bronchus

45. 前底段动脉(A8)　anterior basal segmental artery

46. 内侧底段支气管(B7)和动脉(A7)　medial basal segmental bronchus and artery

47. 外侧段静脉(V4)　lateral segmental vein

48. 外侧段支气管(B4)和动脉(A4)　lateral segmental bronchus and artery

49. 内侧段支气管(B5)　medial segmental bronchus

50. 内侧段静脉(V5)　medial segmental vein

51. 内侧段动脉(A5)　medial segmental artery

52. 右肺中叶　middle lobe of right lung

53. 第4肋　4th rib

54. 肩胛下肌　subscapularis

55. 前锯肌　serratus anterior

56. 外后底段支气管　lateroposterior basal segmental bronchus

57. 内前底段支气管(B7+8)和动脉(A7+8)　medioanterior basal segmental bronchus and artery

图 5-13 经主动脉口的横断层
Fig.5-13　Transverse section through aortic orifice

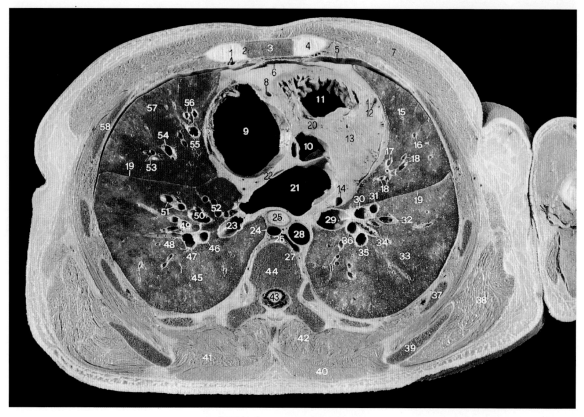

A. 断层标本（sectional specimen）

1. 胸廓内动、静脉　internal thoracic artery and vein
2. 第4胸肋关节　4th sternocostal joint
3. 胸骨体　body of sternum
4. 第4肋软骨　4th costal cartilage
5. 肋纵隔隐窝　costomediastinal recess
6. 心包腔　pericardial cavity
7. 胸大肌　pectoralis major
8. 右冠状动脉　right coronary artery
9. 右心房　right atrium
10. 主动脉前庭　aortic vestibule
11. 右心室　right ventricle
12. 左冠状动脉前室间支和心大静脉 anterior interventricular branch of left coronary artery and great cardiac vein
13. 左心室　left ventricle
14. 心大静脉　great cardiac vein
15. 左肺上叶　superior lobe of left lung
16. 上舌段静脉(V4)　superior lingular vein
17. 下舌段静脉(V5)　inferior lingular vein
18. 下舌段支气管(B5)和动脉(A5) inferior lingular bronchus and artery
19. 斜裂　oblique fissure
20. 室间隔　interventricular septum
21. 左心房　left atrium
22. 房间隔　interatrial septum
23. 底段下静脉　inferior basal vein
24. 奇静脉　azygos vein
25. 食管　esophagus
26. 胸导管　thoracic duct
27. 半奇静脉　hemiazygos vein
28. 胸主动脉　thoracic aorta
29. 底段总静脉　common basal vein
30. 内前底段支气管(B7+8)　medioanterior basal segmental bronchus
31. 内前底段动脉(A7+8)　medioanterior basal artery
32. 内前底段静脉(V7+8)的属支 tributary of medioanterior basal vein
33. 左肺下叶　inferior lobe of left lung
34. 外侧底段支气管　lateral basal segmental bronchus
35. 外后底段动脉(A9+10)　later-

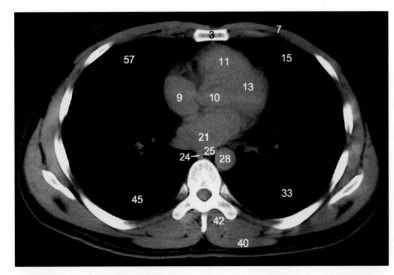

B. CT（纵隔窗 mediastinal window）

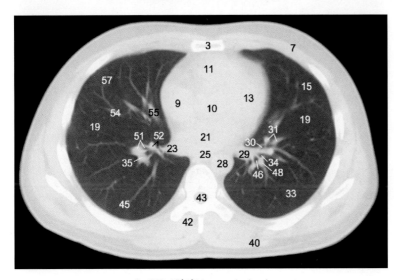

C. CT（肺窗 lung window）

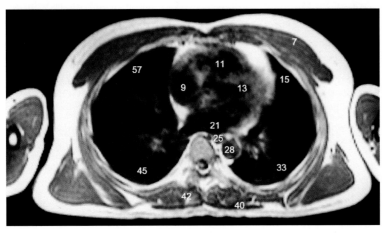

D. MRI T₁WI

oposterior basal artery

36. 后底段支气管(B10) posterior basal segmental bronchus
37. 第7肋 7th rib
38. 大圆肌 teres major
39. 肩胛骨下角 inferior angle of scapula
40. 斜方肌 trapezius
41. 大菱形肌 rhomboideus major
42. 竖脊肌 erector spinae
43. 脊髓 spinal cord
44. 第7胸椎体 body of 7th thoracic vertebrae
45. 右肺下叶 inferior lobe of right lung
46. 后底段支气管(B10) posterior basal segmental bronchus
47. 后底段动脉(A10) posterior basal segmental artery
48. 外侧底段动脉(A9) lateral basal segmental artery
49. 外侧底段支气管(B9)和动脉(A9) lateral basal segmental bronchus and artery
50. 底段上静脉 superior basal vein
51. 前底段支气管(B8)和动脉(A8) anterior basal segmental bronchus and artery
52. 内侧底段支气管(B7)和动脉(A7) medial basal bronchus and artery
53. 外侧段支气管(B4)和动脉(A4) lateral segmental bronchus and artery
54. 外侧段静脉(V4) lateral segmental vein
55. 内侧段静脉(V5) medial segmental vein
56. 内侧段支气管(B5)和动脉(A5) medial segmental bronchus and artery
57. 右肺中叶 middle lobe of right lung
58. 第5肋 5th rib

图5-14 经卵圆窝的横断层
Fig.5-14 Transverse section through fossa ovalis

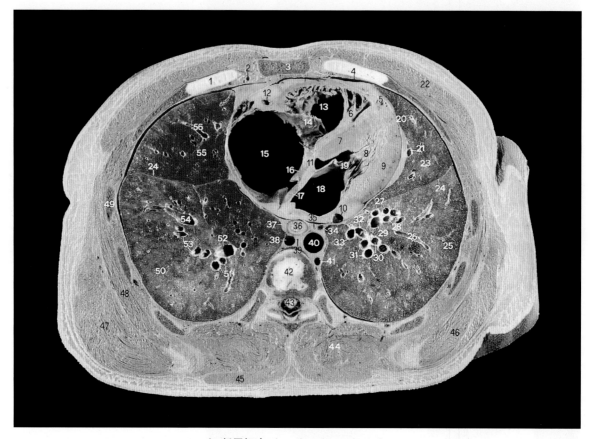

A. 断层标本 （sectional specimen）

1. 第4肋软骨 4th costal carti-
    lage
2. 胸廓内静脉 internal thoracic
    vein
3. 胸骨体 body of sternum
4. 肋纵隔隐窝 costomediastinal
    recess
5. 左冠状动脉前室间支和心大静
    脉 anterior interventricular
    branch of left coronary ar-
    tery and great cardiac vein
6. 隔缘肉柱 septomarginal trabe-
    cula
7. 室间隔肌部 muscular part of
    interventricular septum
8. 乳头肌 papillary muscles
9. 左心室 left ventricle

10. 心大静脉 great cardiac vein
11. 室间隔膜部 membranous part
    of interventricular septum
12. 右冠状动脉 right coronary
    artery
13. 右心室 right ventricle
14. 三尖瓣 tricuspid valve
15. 右心房 right atrium
16. 房间隔 interatrial septum
17. 卵圆窝 fossa ovalis
18. 左心房 left atrium
19. 二尖瓣 mitral valve
20. 上舌段静脉(V4) superior lin-
    gular vein
21. 下舌段静脉(V5) inferior lin-
    gular vein
22. 胸大肌 pectoralis major

23. 左肺上叶 superior lobe of
    left lung
24. 斜裂 oblique fissure
25. 左肺下叶 inferior lobe of left
    lung
26. 内前底段静脉(V7+8)的属支
    tributary of medioanterior
    basal segmental vein
27. 内侧底段支气管(B7)和动脉
    (A7) medial basal segmental
    bronchus and artery
28. 前底段支气管(B8)和动脉(A8)
    anterior basal segmental
    bronchus and artery
29. 内前底段静脉(V7+8) medio-
    anterior basal segmental vein
30. 外侧底段支气管(B9)和动脉

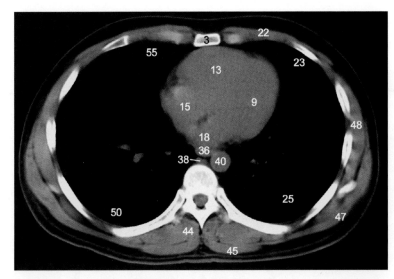

B. CT（纵隔窗 mediastinal window）

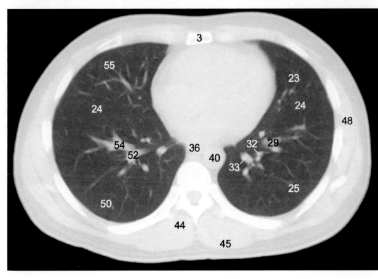

C. CT（肺窗 lung window）

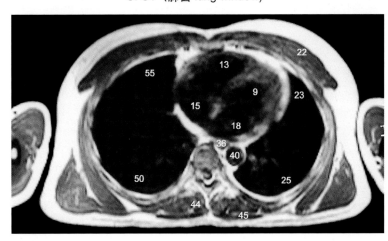

D. MRI T₁WI

(A9) lateral basal segmental bronchus and artery

31. 后底段支气管(B10)和动脉 (A10) posterior basal segmental bronchus and artery

32. 外侧底段静脉(V9) lateral basal segmental vein

33. 后底段静脉(V10) posterior basal segmental vein

34. 左肺韧带淋巴结 left pulmonary ligament lymph nodes

35. 左肺韧带 left pulmonary ligament

36. 食管 esophagus

37. 右肺韧带 right pulmonary ligament

38. 奇静脉 azygos vein

39. 胸导管 thoracic duct

40. 胸主动脉 thoracic aorta

41. 半奇静脉 hemiazygos vein

42. 第7胸椎间盘 7th thoracic intervertebral disc

43. 脊髓 spinal cord

44. 竖脊肌 erector spinae

45. 斜方肌 trapezius

46. 大圆肌 teres major

47. 背阔肌 latissimus dorsi

48. 前锯肌 serratus anterior

49. 第5肋 5th rib

50. 右肺下叶 inferior lobe of right lung

51. 后底段支气管(B10)和动脉 (A10) posterior basal segmental bronchus and artery

52. 底段下静脉(V9+10) inferior basal vein

53. 外侧底段支气管(B9)和动脉 (A9) lateral basal segmental bronchus and artery

54. 底段上静脉(V8) superior basal vein

55. 右肺中叶 middle lobe of right lung

56. 内侧段静脉(V5) medial segmental vein

图 5-15 经第 8 胸椎体的横断层
Fig.5-15 Transverse section through body of 8th thoracic vertebrae

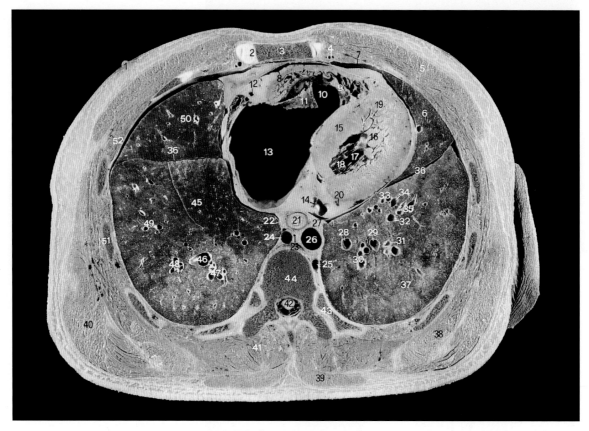

A. 断层标本（sectional specimen）

1. 乳头 mammary papilla
2. 第 5 胸肋关节 5th sternocostal joint
3. 胸骨体 body of sternum
4. 胸廓内动、静脉 internal thoracic artery and vein
5. 胸大肌 pectoralis major
6. 左肺上叶 superior lobe of left lung
7. 肋纵隔隐窝 costomediastinal recess
8. 心包腔 pericardial cavity
9. 隔缘肉柱 septomarginal trabecula
10. 右心室 right ventricle
11. 三尖瓣 tricuspid valve

12. 右冠状动脉 right coronary artery
13. 右心房 right atrium
14. 冠状窦 coronary sinus
15. 室间隔 interventricular septum
16. 乳头肌 papillary muscles
17. 左心室腔 cavity of left ventricle
18. 腱索 chordae tendineae
19. 左心室壁 wall of left ventricle
20. 左冠状动脉旋支 circumflex branch of left coronary artery
21. 食管 esophagus

22. 右肺韧带 right pulmonary ligament
23. 胸导管 thoracic duct
24. 奇静脉 azygos vein
25. 半奇静脉 hemiazygos vein
26. 胸主动脉 thoracic aorta
27. 左肺韧带 left pulmonary ligament
28. 后底段静脉(V10) posterior basal segmental vein
29. 外侧底段静脉(V9) lateral basal segmental vein
30. 后底段支气管(B10)和动脉(A10) posterior basal segmental bronchus and artery
31. 外侧底段支气管(B9)和动脉

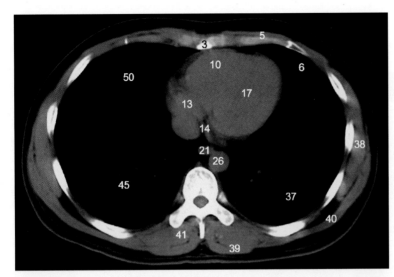

B. CT（纵隔窗 mediastinal window）

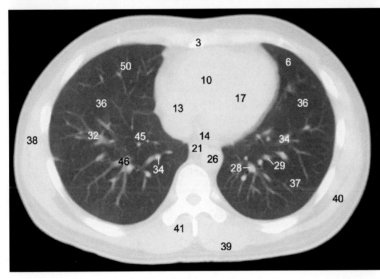

C. CT（肺窗 lung window）

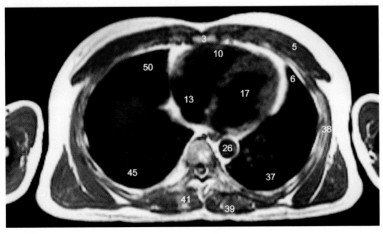

D. MRI T₁WI

(A9) lateral basal segmental bronchus and artery

32. 前底段静脉(V8) anterior basal segmental vein

33. 内侧底段支气管(B7)和动脉 (A7) medial basal segmental bronchus and artery

34. 内侧底段静脉(V7) medial basal segmental vein

35. 前底段支气管(B8)和动脉(A8) anterior basal segmental bronchus and artery

36. 斜裂 oblique fissure

37. 左肺下叶 inferior lobe of left lung

38. 前锯肌 serratus anterior

39. 斜方肌 trapezius

40. 背阔肌 latissimus dorsi

41. 竖脊肌 erector spinae

42. 脊髓 spinal cord

43. 第9肋 9th rib

44. 第8胸椎体 body of 8th thoracic vertebrae

45. 右肺下叶 inferior lobe of right lung

46. 底段下静脉 (V9+10) inferior basal vein

47. 后底段支气管(B10)和动脉 (A10) posterior basal segmental bronchus and artery

48. 外侧底段支气管(B9)和动脉 (A9) lateral basal segmental bronchus and artery

49. 前底段支气管(B8)和动脉(A8) anterior basal segmental bronchus and artery

50. 右肺中叶 middle lobe of right lung

51. 第7肋 7th rib

52. 肋间内、外肌 intercostales interni and externi

图 5-16　经冠状窦的横断层
Fig.5-16　Transverse section through coronary sinus

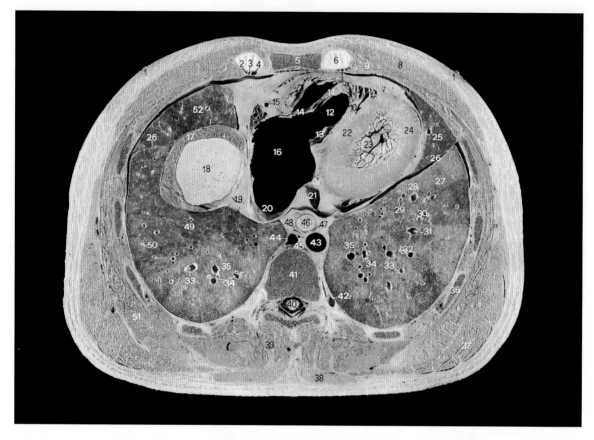

A.断层标本（sectional specimen）

1. 乳头　mammary papilla
2. 肌膈动脉　musculophrenic artery
3. 腹壁上动脉　superior epigastric artery
4. 胸廓内静脉　internal thoracic vein
5. 胸骨体　body of sternum
6. 第5肋软骨　5th costal cartilage
7. 腹壁上静脉　superior epigastric vein
8. 胸大肌　pectoralis major
9. 肋纵隔隐窝　costomediastinal recess
10. 隔缘肉柱　septomarginal trabecula
11. 前乳头肌　anterior papillary muscles
12. 右心室　right ventricle
13. 三尖瓣后尖　posterior cusp of tricuspid valve
14. 三尖瓣前尖　anterior cusp of tricuspid valve
15. 右冠状动脉　right coronary artery
16. 右心房　right atrium
17. 膈　diaphragm
18. 肝右叶　right lobe of liver
19. 膈中心腱　central tendon of diaphragm
20. 下腔静脉口　orifice of inferior vena cava
21. 冠状窦　coronary sinus
22. 室间隔　interventricular septum
23. 乳头肌　papillary muscles
24. 左心室　left ventricle
25. 左肺上叶　superior lobe of left lung
26. 斜裂　oblique fissure
27. 左肺下叶　inferior lobe of left lung
28. 内侧底段静脉(V7)　medial basal segmental vein

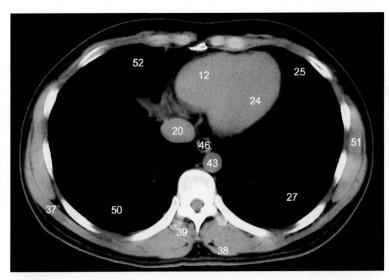

B. CT（纵隔窗 mediastinal window）

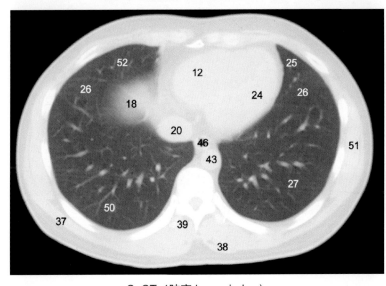

C. CT（肺窗 lung window）

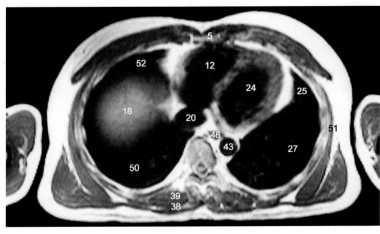

D. MRI T₁WI

29. 内侧底段支气管(B7)和动脉(A7) medial basal segmental bronchus and artery

30. 前底段支气管(B8)和动脉(A8) anterior basal segmental bronchus and artery

31. 前底段静脉(V8) anterior basal segmental vein

32. 外侧底段支气管(B5)和动脉(A9) lateral basal segmental bronchus and artery

33. 外侧底段静脉(V9) lateral basal segmental vein

34. 后底段支气管(B10)和动脉(A10) posterior basal segmental bronchus and artery

35. 后底段静脉(V10) posterior basal segmental vein

36. 第7肋 7th rib

37. 背阔肌 latissimus dorsi

38. 斜方肌 trapezius

39. 竖脊肌 erector spinae

40. 脊髓 spinal cord

41. 第8胸椎体 body of 8th thoracic vertebrae

42. 肋间后静脉 posterior intercostal vein

43. 胸主动脉 thoracic aorta

44. 奇静脉 azygos vein

45. 胸导管 thoracic duct

46. 食管 esophagus

47. 左肺韧带 left pulmonary ligament

48. 右肺韧带 right pulmonary ligament

49. 额外裂 extra fissure

50. 右肺下叶 inferior lobe of right lung

51. 前锯肌 serratus anterior

52. 右肺中叶 middle lobe of right lung

图 5-17　经第 9 胸椎体上份的横断层
Fig.5-17　Transverse section through upper part of 9th thoracic vertebrae

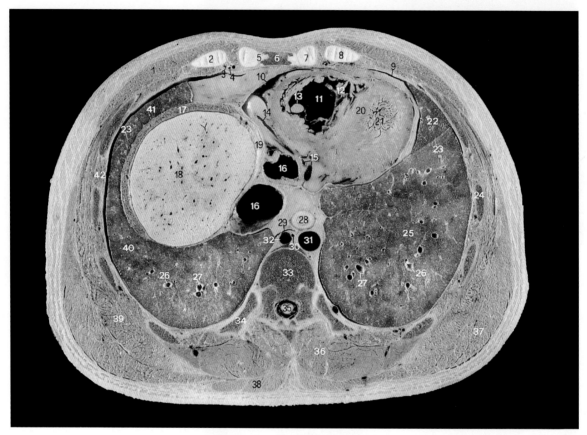

A. 断层标本（sectional specimen）

1. 胸大肌　pectoralis major

2. 右第 5 肋软骨　5th right costal cartilage

3. 肌膈动、静脉　musculophrenic artery and vein

4. 腹壁上动脉　superior epigastric artery

5. 第 6 胸肋关节 6th sternocostal joint

6. 胸骨体　body of sternum

7. 第 6 肋软骨 6th costal cartilage

8. 左第 5 肋软骨　5th left costal cartilage

9. 肋纵隔隐窝　costomediastinal recess

10. 心包腔　pericardial cavity

11. 右心室　right ventricle

12. 肉柱　trabeculae carneae

13. 前乳头肌　anterior papillary muscle

14. 右冠状动脉　right coronary artery

15. 右冠状动脉后室间支和心中静脉　posterior interventricular branch of right coronary artery and middle cardiac vein

16. 下腔静脉　inferior vena cava

17. 膈　diaphragm

18. 肝右叶　right lobe of liver

19. 膈中心腱　central tendon of diaphragm

20. 室间隔　interventricular septum

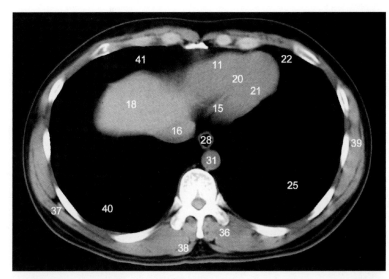

B. CT（纵隔窗 mediastinal window）

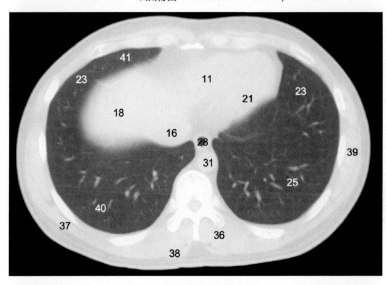

C. CT（肺窗 lung window）

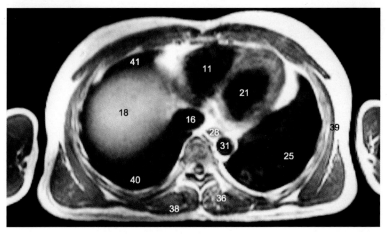

D. MRI T₁WI

21. 左心室　left ventricle
22. 左肺上叶　superior lobe of left lung
23. 斜裂　oblique fissure
24. 第 6 肋　6th rib
25. 左肺下叶　inferior lobe of left lung
26. 外侧底段静脉(V9)　lateral basal segmental vein
27. 后底段静脉(V10)　posterior basal segmental vein
28. 食管　esophagus
29. 奇静脉食管隐窝　azygoesophageal recess
30. 胸导管　thoracic duct
31. 胸主动脉　thoracic aorta
32. 奇静脉　azygos vein
33. 第 9 胸椎体　body of 9th thoracic vertebrae
34. 第 9 肋　9th rib
35. 脊髓　spinal cord
36. 竖脊肌　erector spinae
37. 背阔肌　latissimus dorsi
38. 斜方肌　trapezius
39. 前锯肌　serratus anterior
40. 右肺下叶　inferior lobe of right lung
41. 右肺中叶　middle lobe of right lung
42. 肋间内、外肌　intercostales interni and externi

第六章 腹部连续横断层

Chapter 6 Serial Transverse Sections of Abdomen

图 6-1 经第二肝门的横断层

Fig.6-1 Transverse section through second porta hepatis

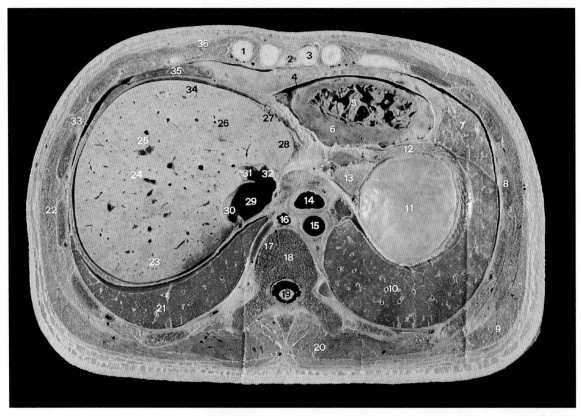

A. 断层标本 (sectional specimen)

1. 第6肋软骨 6th costal carti-
   lage
2. 胸骨剑突 xiphoid process of
   sternum
3. 第7肋软骨 7th costal carti-
   lage

4. 心包腔 pericardial cavity
5. 肉柱 trabeculae carneae
6. 右心室 right ventricle
7. 左肺上叶 superior lobe of
   left lung
8. 第7肋 7th rib

9. 背阔肌 latissimus
10. 左肺下叶 inferior lobe of
    left lung
11. 胃底 fundus of stomach
12. 膈 diaphragm
13. 肝左外叶上段 superior seg-

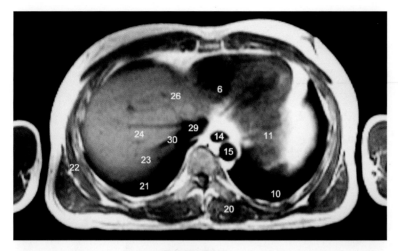

B. MRI T₁WI

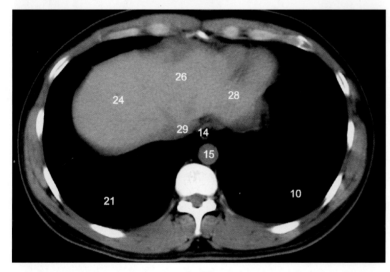

C. CT

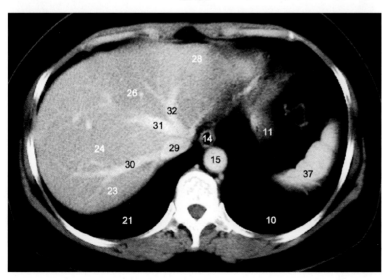

D.CT

ment of left lateral lobe of liver

14. 食管 esophagus
15. 胸主动脉 thoracic aorta
16. 奇静脉 azygos vein
17. 肋间后静脉 posterior intercostal veins
18. 第10胸椎体 boby of 10th thoracic vertebrae
19. 脊髓 spinal cord
20. 竖脊肌 erector spinae
21. 右肺下叶 inferior lobe of right lung
22. 前锯肌 serratus anterior
23. 肝右后叶 right posterior lobe of liver
24. 肝右前叶 right anterior lobe of liver
25. 肝门静脉右前上支 right anterosuperior branch of hepatic portal vein
26. 肝左内叶 left medial lobe of liver
27. 肝镰状韧带 falciform ligament of liver
28. 肝左外叶 left lateral lobe of liver
29. 下腔静脉 inferior vena cava
30. 肝右静脉 right hepatic vein
31. 肝中静脉 middle hepatic vein
32. 肝左静脉 left hepatic vein
33. 肋膈隐窝 costodiaphragmatic recess
34. 右肝上间隙 right suprahepatic space
35. 右肺中叶 middle lobe of right lung
36. 胸大肌 pectoralis major
37. 脾 spleen

图6-2　经食管裂孔的横断层

Fig.6-2　Transverse section through esophageal hiatus

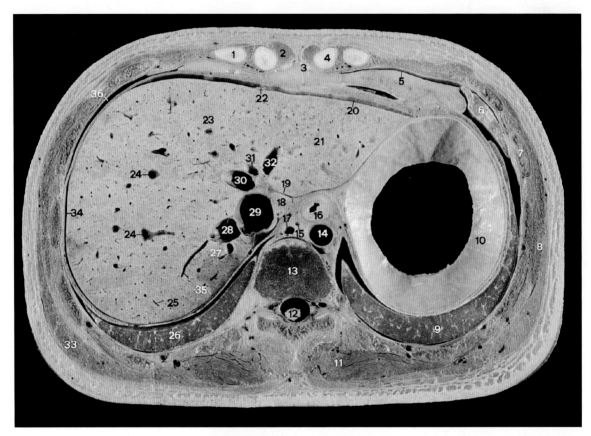

A. 断层标本（sectional specimen）

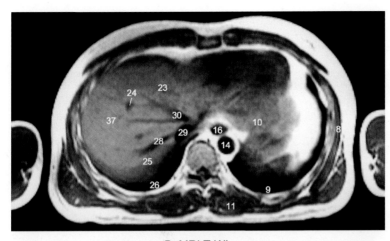

B. MRI T₁WI

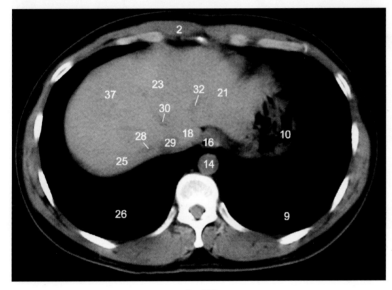

C. CT

19. 静脉韧带裂 fissur for ligamentum venosum
20. 左肝上前间隙 anterior left suprahepatic space
21. 肝左外叶 left lateral lobe of liver
22. 肝镰状韧带 falciform ligament of liver
23. 肝左内叶 left medial lobe of liver
24. 肝门静脉右前上支 right anterosuperior branch of hepatic portal vein
25. 肝右后叶 right posterior lobe of liver
26. 右肺下叶 inferior lobe of right lung
27. 肝右后上缘静脉 right posterior supramarginal hepatic vein
28. 肝右静脉 right hepatic vein
29. 下腔静脉 inferior vena cava
30. 肝中静脉 middle hepatic vein
31. 左叶间静脉 left interlobar vein
32. 肝左静脉 left hepatic vein
33. 背阔肌 latissimus dorsi
34. 右肝上间隙 right suprahepatic space
35. 肝裸区 bare area of liver
36. 肋膈隐窝 costodiaphragmatic recess
37. 肝右前叶 right anterior lobe of liver

1. 第6肋软骨 6th costal cartilage
2. 腹直肌 rectus abdominis
3. 胸骨剑突 xiphoid process of sternum
4. 第7肋软骨 7th costal cartilage
5. 肋纵隔隐窝 costomediastinal recess
6. 左肺上叶 superior lobe of left lung
7. 第7肋 7th rib
8. 前锯肌 serratus anterior
9. 左肺下叶 inferior lobe of left lung
10. 胃底 fundus of stomach
11. 竖脊肌 erector spinae
12. 脊髓 spinal cord
13. 第10胸椎体 body of 10th thoracic verebrae
14. 胸主动脉 thoracic aorta
15. 胸导管 thoracic duct
16. 食管 esophagus
17. 奇静脉 azygos vein
18. 肝尾状叶 candate lobe of liver

图 6-3　经食管腹部的横断层
Fig.6-3　Transverse section through abdominal part of esophagus

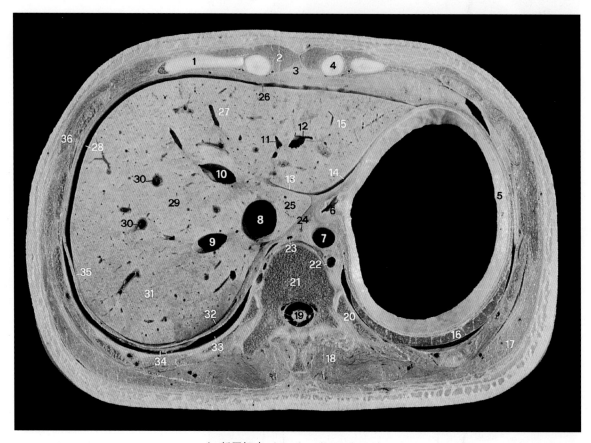

A. 断层标本（sectional specimen）

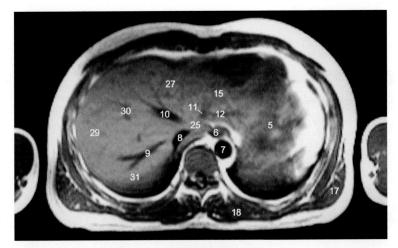

B. MRI T₁WI

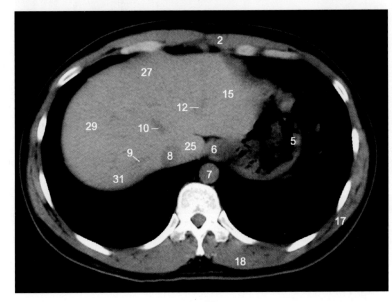

C. CT

16. 左肺下叶　inferior lobe of left lung
17. 背阔肌　latissimus dorsi
18. 竖脊肌　erector spinae
19. 脊髓　spinal cord
20. 第11肋　11th rib
21. 第11胸椎体　body of 11th thoracic vertebrae
22. 半奇静脉　hemiazygos vein
23. 奇静脉　azygos vein
24. 胸导管　thoracic duct
25. 肝尾状叶　caudate lobe of liver
26. 肝镰状韧带　falciform ligament of liver
27. 肝左内叶　left medial lobe of liver
28. 右肝上间隙　right suprahepatic space
29. 肝右前叶　right anterior lobe of liver
30. 肝门静脉右前上支　right anterosuperior branch of hepatic portal vein
31. 肝右后叶　right posterior lobe of liver
32. 肝裸区　bare area of liver
33. 肋膈隐窝　costodiaphragmatic recess
34. 右肺下叶　inferior lobe of right lung
35. 膈　diaphragm
36. 腹外斜肌　obliquus externus abdominis

1. 第6肋软骨　6th costal cartilage
2. 腹直肌　rectus abdominis
3. 胸骨剑突　xiphoid process of sternum
4. 第7肋软骨　7th costal cartilage
5. 胃底　fundus of stomach
6. 食管腹部　abdominal part of esophagus
7. 胸主动脉　thoracic aorta
8. 下腔静脉　inferior vena cava

9. 肝右静脉　right hepatic vein
10. 肝中静脉　middle hepatic vein
11. 肝左静脉内侧支　medial branch of left hepatic vein
12. 肝左静脉　left hepatic vein
13. 静脉韧带裂　fissure for ligamentum venosum
14. 胃肝隐窝　gastrohepatic recess
15. 肝左外叶　left lateral lobe of liver

图 6-4　经肝门静脉左支角部的横断层

Fig.6-4　Transverse section through angular part of left hepatic portal vein

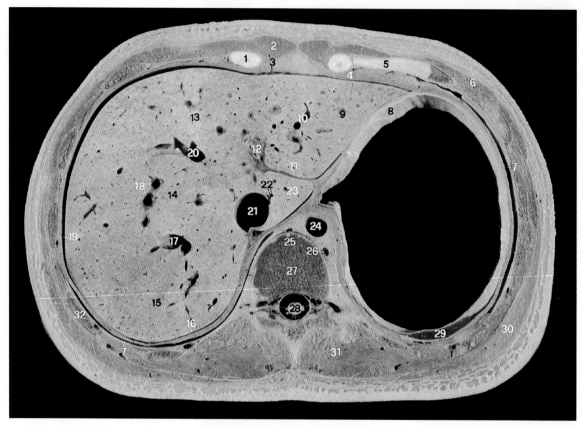

A. 断层标本（sectional specimen）

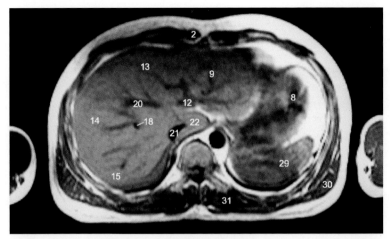

B. MRI T₁WI

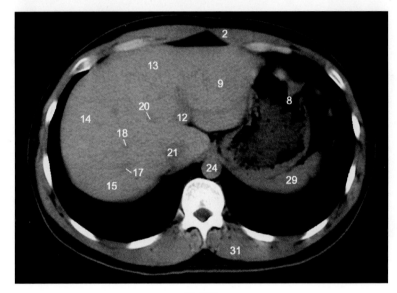

C. CT

lobe of liver
16. 肝裸区　bare area of liver
17. 肝右静脉　right hepatic vein
18. 肝门静脉右前上支　right ante-
　　rosuperior branch of hepatic
　　portal vein
19. 右肝上间隙　right suprahe-
　　patic space
20. 肝中静脉　middle hepatic vein
21. 下腔静脉　inferior vena cava
22. 尾状叶静脉　caudate heatic
　　vein
23. 肝尾状叶　caudate lobe of
　　liver
24. 胸主动脉　thoracic aorta
25. 奇静脉　azygos vein
26. 半奇静脉　hemiazygos vein
27. 第11胸椎体　body of 11th
　　thoracic vertebrae
28. 脊髓　spinal cord
29. 脾　spleen
30. 背阔肌　latissimus dorsi
31. 竖脊肌　erector spinae
32. 第10肋　10th rib

1. 第7肋软骨　7th costal carti-
　　lage
2. 腹直肌　rectus abdominis
3. 肝镰状韧带　falciform ligament
　　of liver
4. 膈　diaphragm
5. 第6肋软骨　6th costal carti-
　　lage
6. 腹外斜肌　obliquus externus
　　abdominis
7. 肋膈隐窝　costodiaphragmatic
　　recess
8. 胃底　fundus of stomach

9. 肝左外叶　left lateral lobe of
　　liver
10. 肝左静脉　left hepatic vein
11. 静脉韧带裂　fissure for liga-
　　mentum venosum
12. 肝门静脉左支角部　angular
　　part of left hepatic portal
　　vein
13. 肝左内叶　left medial lobe
　　of liver
14. 肝右前叶　right anterior lobe
　　of liver
15. 肝右后叶　right posterior

图6-5 经肝门静脉左支矢状部的横断层
Fig.6-5 Transverse section through sagittal part of left hepatic portal vein

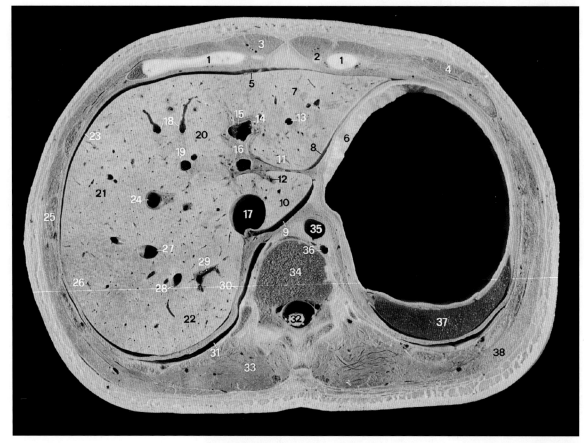

A.断层标本（sectional specimen）

1. 第7肋软骨 7th costal carti-
lage
2. 第8肋软骨 8th costal carti-
lage
3. 腹直肌 rectus abdominis
4. 腹外斜肌 obliquus externus
abdominis
5. 肝镰状韧带 falciform ligament
of liver
6. 胃底 fundus of stomach
7. 肝左外叶 left lateral lobe of
liver
8. 胃肝隐窝 gastrohepatic recess
9. 网膜囊上隐窝 superior recess
of omental bursa

10. 肝尾状叶 caudate lobe of
liver
11. 肝胃韧带 hepatogastric li-
gament
12. 肝门静脉尾状叶支 cauda-
te branch of hepatic por-
tal vein
13. 肝左静脉 left hepatic vein
14. 肝门静脉左外下支 left la-
teroinferior branch of he-
patic portal vein
15. 肝门静脉左支囊部 capsu-
le part of left hepatic po-
rtal vein
16. 肝门静脉左支矢状部 sagittal

part of left hepatic portal
vein
17. 下腔静脉 inferior vena
cava
18. 肝中静脉属支 tributary of
middle hepatic vein
19. 肝中静脉 middle hepatic
vein
20. 肝左内叶 left medial lobe
of liver
21. 肝右前叶 right anterior
lobe of liver
22. 肝右后叶 right posterior
lobe of liver
23. 右肝上间隙 right suprahe-

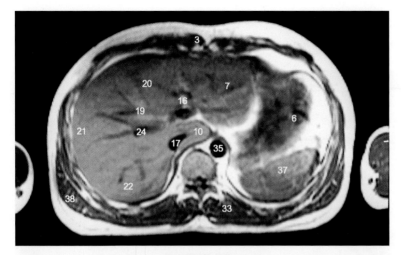

B. MRI T₁WI

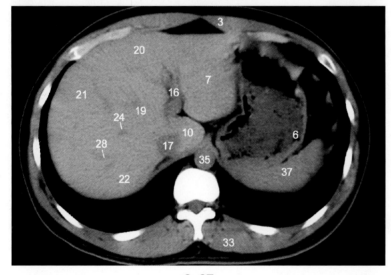

C. CT

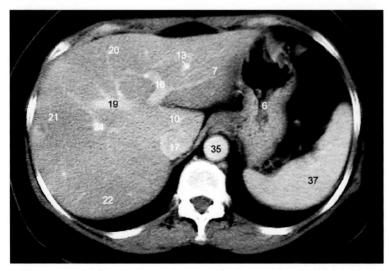

D. CT

patic space

24. 肝门静脉右前上支 right anterosuperior branch of hepatic portal vein

25. 第9肋 9th rib

26. 膈 diaphragm

27. 肝右静脉 right hepatic vein

28. 肝右静脉属支 tributary of right hepatic vein

29. 肝门静脉右后上支 right posterosuperior branch of hepatic portal vein

30. 肝裸区 bare area of liver

31. 肋膈隐窝 costodiaphragmatic recess

32. 脊髓 spinal cord

33. 竖脊肌 erector spinae

34. 第12胸椎 12th thoracic vertebrae

35. 胸主动脉 thoracic aorta

36. 半奇静脉 hemiazygos vein

37. 脾 spleen

38. 背阔肌 latissimus dorsi

图 6-6　经肝门静脉右支的横断层

Fig.6-6　Transverse section through right hepatic portal vein

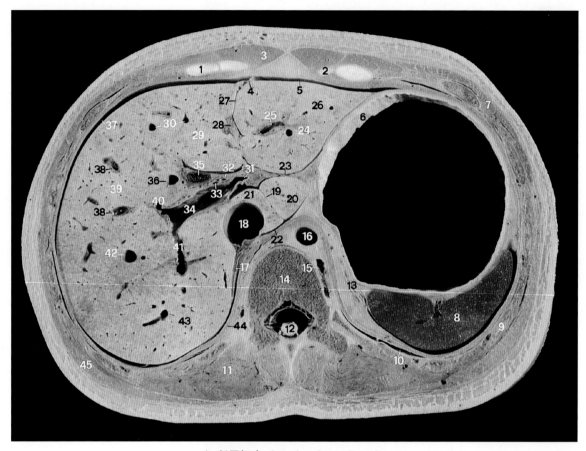

A. 断层标本（sectional specimen）

1. 第7肋　7th rib
2. 第8肋　8th rib
3. 腹直肌　rectus abdominis
4. 肝镰状韧带　falciform ligament of liver
5. 左肝上前间隙　anterior left suprahepatic space
6. 胃底　fundus of stomach
7. 腹外斜肌　obliquus externus abdominis
8. 脾　spleen
9. 第10肋　10th rib
10. 肋膈隐窝　costodiaphragmatic recess
11. 竖脊肌　erector spinae
12. 脊髓　spinal cord
13. 左肾上腺　left suprarenal gland
14. 第12胸椎体　body of 12th thoracic vertebrae
15. 肋间后静脉　posterior intercostal vein
16. 胸主动脉　thoracic aorta
17. 右肾上腺　right suprarenal gland
18. 下腔静脉　inferior vena cava
19. 弓状切迹　arcuate notch
20. 乳头突　papillary process
21. 尾状突　caudate process
22. 网膜囊上隐窝　superior recess of omental bursa
23. 肝胃韧带　hepatogastric ligament
24. 肝左静脉　left hepatic vein
25. 肝门静脉左外下支　left lateroinferior branch of hepatic

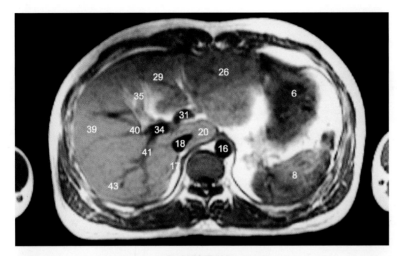

B. MRI T₁WI

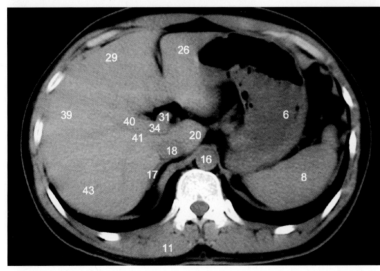

C. CT

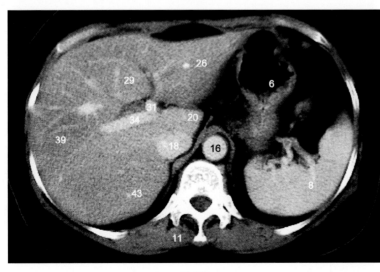

D. CT

portal vein

26. 肝左外叶 left lateral lobe of liver

27. 肝圆韧带裂 fissure for ligamentum teres hepatis

28. 肝圆韧带 ligamentum teres hepatis

29. 肝左内叶 left medial lobe of liver

30. 肝中静脉属支 tributary of middle hepatic vein

31. 肝门静脉左支横部 transverse part of left hepatic portal vein

32. 肝固有动脉 proper hepatic artery

33. 肝左管 left hepatic duct

34. 肝门静脉右支 right hepatic portal vein

35. 胆囊 gallbladder

36. 肝中静脉 middle hepatic vein

37. 右肝上间隙 right suprahepatic space

38. 肝门静脉右前上支 right anterosuperior branch of hepatic portal vein

39. 肝右前叶 right anterior lobe of liver

40. 肝门静脉右前支 anterior branch of right hepatic portal vein

41. 肝门静脉右后支 posterior branch of right hepatic portal vein

42. 肝右静脉 right hepatic vein

43. 肝右后叶 right posterior lobe of liver

44. 膈 diaphragm

45. 背阔肌 latissimus dorsi

图6-7　经胆囊窝上份的横断层
Fig.6-7　Transverse section through upper part of fossa for gallbladder

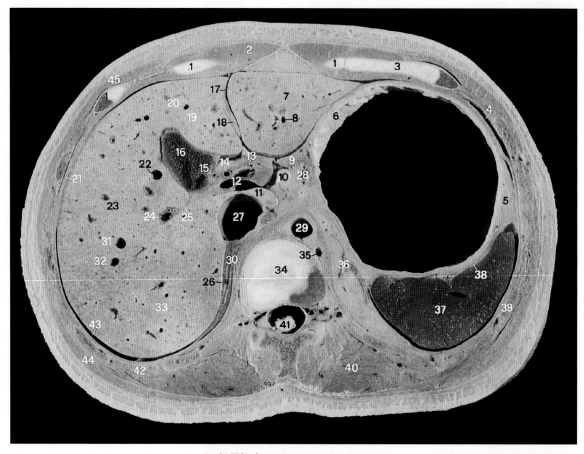

A. 断层标本（sectional specimen）

1. 第8肋软骨　8th costal carti-
   lage
2. 腹直肌　rectus abdominis
3. 第7肋软骨　7th costal carti-
   lage
4. 肋膈隐窝　costodiaphragmatic
   recess
5. 大网膜　greater omentum
6. 胃体　body of stomach
7. 肝左外叶　left lateral lobe of
   liver

8. 肝左静脉下根　inferior root of
   left hepatic vein
9. 小网膜　lesser omentum
10. 乳头突　papillary process
11. 尾状突　caudate process
12. 肝门静脉　hepatic portal vein
13. 肝固有动脉　proper hepatic
    artery
14. 肝总管　common hepatic duct
15. 胆囊管　cystic duct
16. 胆囊体　body of gallbladder

17. 肝圆韧带裂　fissure for liga-
    mentum teres hepatis
18. 肝圆韧带　ligamentum teres
    hepatis
19. 肝左内叶　left medial lobe of
    liver
20. 肝中静脉左根　left root of mi-
    ddle hepatic vein
21. 膈　diaphragm
22. 肝中静脉右根　right root of
    middle hepatic vein

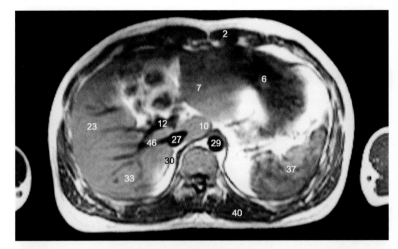

B. MRI T₁WI

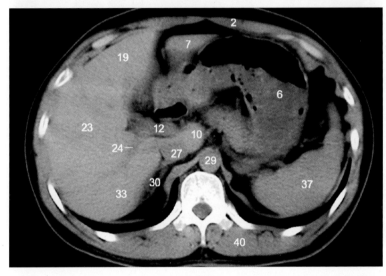

C. CT

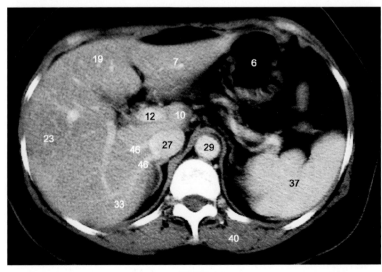

D.CT

23. 肝右前叶　right anterior lobe of liver

24. 肝门静脉右后下支　right posteroinferior branch of hepatic portal vein

25. 肝门右切迹　right notch of portal hepatis

26. 肝裸区　bare area of liver

27. 下腔静脉　inferior vena cava

28. 胃左血管　left gastric vessels

29. 胸主动脉　thoracic aorta

30. 右肾上腺　right suprarenal gland

31. 肝右静脉前根　anterior root of right hepatic vein

32. 肝右静脉后根　posterior root of right hepatic vein

33. 肝右后叶　right posterior lobe of liver

34. 第12胸椎间盘　12th thoracic intervertebral disc

35. 半奇静脉　hemiazygos vein

36. 左肾上腺　left suprarenal gland

37. 脾　spleen

38. 胃脾韧带　gastrosplenic ligament

39. 第10肋　10th rib

40. 竖脊肌　erector spinae

41. 脊髓　spinal cord

42. 肝右三角韧带　right triangular ligament of liver

43. 右肝上间隙　right suprahepatic space

44. 背阔肌　latissimus dorsi

45. 腹外斜肌　obliquus externus abdominis

46. 肝右后下静脉　inferior right posterior hepatic veins

图6-8 经腹腔干的横断层
Fig.6-8 Transverse section through celiac trunk

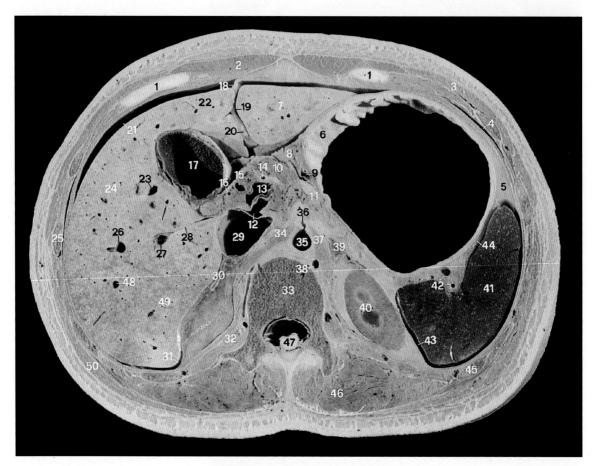

A. 断层标本（sectional specimen）

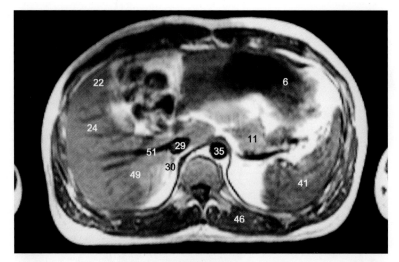

B. MRI T1WI

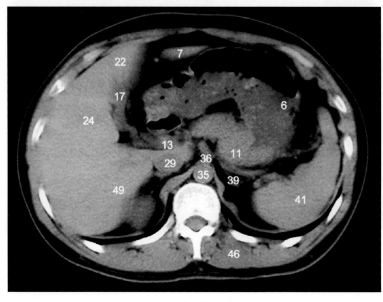

C. CT

1. 第8肋软骨 8th costal carti-
   lage
2. 腹直肌 rectus abdominis
3. 腹外斜肌 obliquus externus
   abdominis
4. 肋膈隐窝 costodiaphragmatic
   recess
5. 大网膜 greater omentum
6. 胃体 body of stomach
7. 肝左外叶 left lateral lobe of
   liver
8. 小网膜 lesser omentum
9. 胃左血管 left gastric vessels
10. 肝淋巴结 hepatic lymph

nodes
11. 胰体 body of pancreas
12. 网膜孔 omental foramen
13. 肝门静脉 hepatic portal vein
14. 肝固有动脉 proper hepatic
   artery
15. 肝总管 common hepatic duct
16. 胆囊管 cystic duct
17. 胆囊体 body of gallbladder
18. 肝镰状韧带 falciform ligam-
   ent of liver
19. 肝圆韧带裂 fissure for liga-
   mentum teres hepatis
20. 肝圆韧带 ligamentum teres

hepatis
21. 右肝上间隙 right suprahepa-
   tic space
22. 肝左内叶 left medial lobe of
   liver
23. 肝中静脉右根 right root of
   middle hepatic vein
24. 肝右前叶 right anterior lobe
   of liver
25. 第10肋 10th rib
26. 肝右静脉前根 anterior root
   of right hepatic vein
27. 肝门静脉右后下支 right pos-
   teroinferior branch of hepatic
   portal vein
28. 肝门右切迹 right notch of
   porta hepatis
29. 下腔静脉 inferior vena cava
30. 右肾上腺 right suprarenal
   gland
31. 肝肾隐窝 hepatorenal recess
32. 腰大肌 psoas major
33. 第1腰椎体 body of 1st lum-
   bar vertebrae
34. 右膈脚 right crus of diaph-
   ragm
35. 腹主动脉 abdominal aorta
36. 腹腔干 celiac trunk
37. 左膈脚 left crus of diaphragm
38. 半奇静脉 hemiazygos vein
39. 左肾上腺 left suprarenal
   gland
40. 左肾 left kidney
41. 脾 spleen
42. 脾动、静脉 splenic artery
   and vein
43. 脾肾隐窝 splenorenal recess
44. 胃脾韧带 gastrosplenic liga-
   ment
45. 第11肋 11th rib
46. 竖脊肌 erector spinae
47. 脊髓 spinal cord
48. 肝右静脉后根 posterior root
   of right hepatic vein
49. 肝右后叶 right posterior
   lobe of liver
50. 背阔肌 latissimus dorsi
51. 肝右后下静脉 inferior right
   posterior hepatic veins

图 6-9 经幽门的横断层
Fig.6-9 Transverse section through pylorus

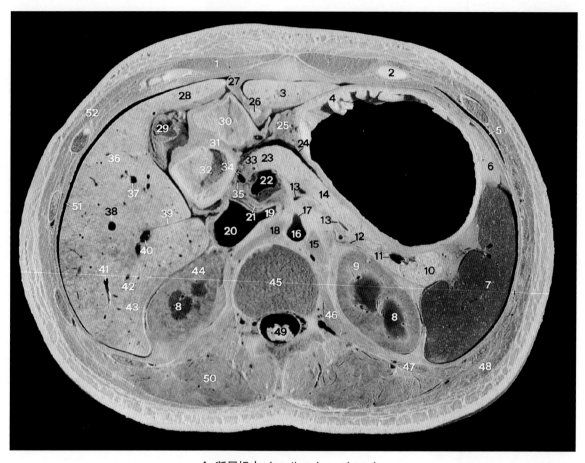

A. 断层标本 （sectional specimen）

1. 腹直肌 rectus abdominis
2. 第 8 肋软骨 8th costal carti-
   lage
3. 肝左外叶 left lateral lobe of
   liver
4. 胃体 body of stomach
5. 肋膈隐窝 costodiaphragmatic
   recess
6. 大网膜 greater omentum
7. 脾 spleen

8. 肾锥体 renal pyramids
9. 左肾 left kidney
10. 胰尾 tail of pancreas
11. 脾静脉 splenic vein
12. 左肾上腺 left suprarenal
    gland
13. 脾动脉 splenic artery
14. 胰体 body of pancreas
15. 左膈脚 left crus of diaphragm
16. 腹主动脉 abdominal aorta

17. 肠系膜上动脉 superior me-
    senteric artery
18. 右膈脚 right crus of diaph-
    ragm
19. 左肾静脉 left renal vein
20. 下腔静脉 inferior vena cava
21. 门腔淋巴结 portocaval
    lymph nodes
22. 肝门静脉 hepatic portal vein
23. 胰颈 neck of pancreas

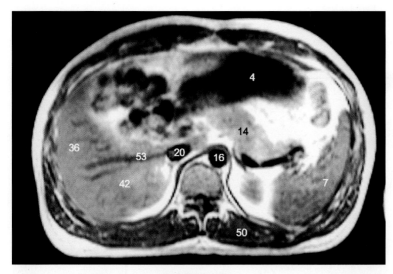

B. MRI T₁WI

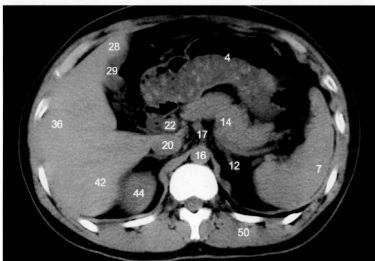

C. CT

porta hepatis

40. 肝门静脉右后下支　right pos-
    teroinferior branch of hepatic
    portal vein

41. 肝右静脉后根　posterior root
    of right hepatic vein

42. 肝右后叶　right posterior lobe
    of liver

43. 肝肾隐窝　hepatorenal recess

44. 右肾　right kidney

45. 第 1 腰椎体　body of 1st lu-
    mbar vertebrae

46. 腰大肌　psoas major

47. 第 12 肋　12th rib

48. 背阔肌　latissimus dorsi

49. 脊髓　spinal cord

50. 竖脊肌　erector spinae

51. 右肝上前间隙　anterior right
    suprahepatic space

52. 腹外斜肌　obliquus externus
    abdominis

53. 肝右后下静脉　inferior right
    posterior hepatic veins

24. 网膜囊下隐窝　inferior recess
    of omental bursa

25. 小网膜　lesser omentum

26. 肝圆韧带　ligamentum teres
    hepatis

27. 肝镰状韧带　falciform liga-
    ment of liver

28. 肝左内叶　left medial lobe of
    liver

29. 胆囊底　fundus of gallbladder

30. 胃幽门部　pyloric part of sto-
    mach

31. 幽门括约肌　pyloric sphincter

32. 十二指肠上部　superior part
    of duodenum

33. 胃十二指肠动脉　gastroduode-
    nal artery

34. 肝总管　common hepatic duct

35. 胆囊管　cystic duct

36. 肝右前叶　right anterior lobe
    of liver

37. 肝中静脉右根　right root of
    middle hepatic vein

38. 肝右静脉前根　anterior root
    of right hepatic vein

39. 肝门右切迹　right notch of

图 6-10 经肝门静脉起始部的横断层

Fig.6-10 Transverse section through origin of hepatic portal vein

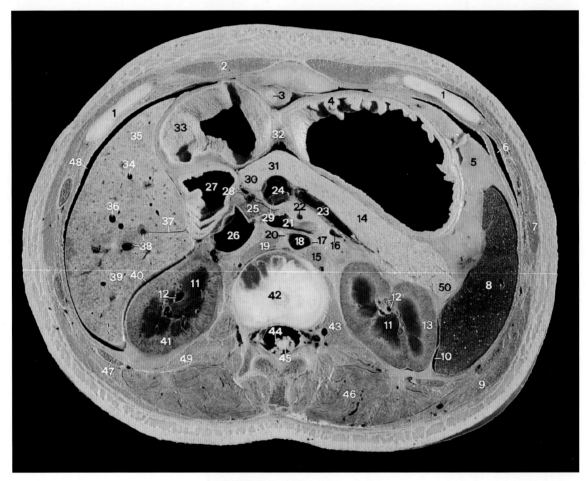

A. 断层标本 (sectional specimen)

1. 第9肋软骨 9th costal cartilage
2. 腹直肌 rectus abdominis
3. 肝圆韧带 ligamentum teres hepatis
4. 胃体 body of stomach
5. 大网膜 greater omentum
6. 肋膈隐窝 costodiaphragmatic recess
7. 腹外斜肌 obliquus externus abdominis

8. 脾 spleen
9. 背阔肌 latissimus dorsi
10. 脾肾隐窝 splenorenal recess
11. 肾锥体 renal pyramid
12. 肾动、静脉 renal artery and vein
13. 左肾 left kidney
14. 胰体 body of pancreas
15. 左膈脚 left crus of diaphragm
16. 脾动脉 splenic artery
17. 左肾动脉 left renal artery

18. 腹主动脉 abdominal aorta
19. 右膈脚 right crus of diaphragm
20. 右肾动脉 right renal artery
21. 左肾静脉 left renal vein
22. 肠系膜上动脉 superior mesenteric artery
23. 脾静脉 splenic vein
24. 肠系膜上静脉 superior mesenteric vein
25. 门腔淋巴结 portocaval lymph

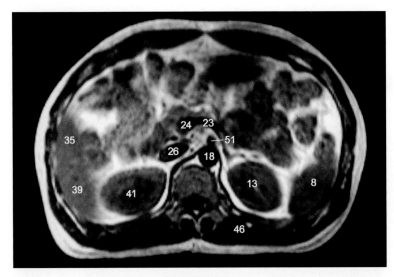

B. MRI T₁WI

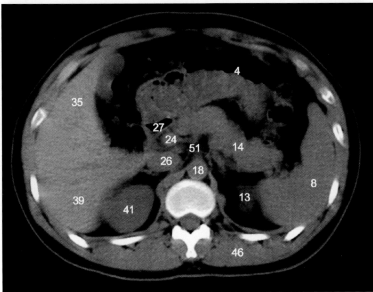

C. CT

steroinferior branch of hepatic portal vein

39. 肝右后叶 right posterior lobe of liver
40. 肝肾隐窝 hepatorenal recess
41. 右肾 right kidney
42. 第1腰椎间盘 1st lumbar intervertebral disc
43. 腰大肌 psoas major
44. 马尾 cauda equina
45. 脊髓圆锥 conus medullaris
46. 竖脊肌 erector spinae
47. 第12肋 12th rib
48. 右肝上间隙 right suprahepatic space
49. 腰方肌 quadratus lumborum
50. 胰尾 tail of pancreas
51. 腹腔干 celiac artery

nodes
26. 下腔静脉 inferior vena cava
27. 十二指肠降部 descending part of duodenum
28. 胆总管 common bile duct
29. 胰钩突 uncinate process of pancreas
30. 胰头 head of pancreas
31. 胰颈 neck of pancreas
32. 网膜囊下隐窝 inferior recess of omental bursa

33. 胃幽门部 pyloric part of stomach
34. 肝中静脉右根 right root of middle hepatic vein
35. 肝右前叶 right anterior lobe of liver
36. 肝右静脉前根 anterior root of right hepatic vein
37. 肝门右切迹 right notch of porta hepatis
38. 肝门静脉右后下支 right po-

图 6-11 经第 2 腰椎体上份的横断层

Fig.6-11 Transverse section through upper part of second lumbar vertebrae

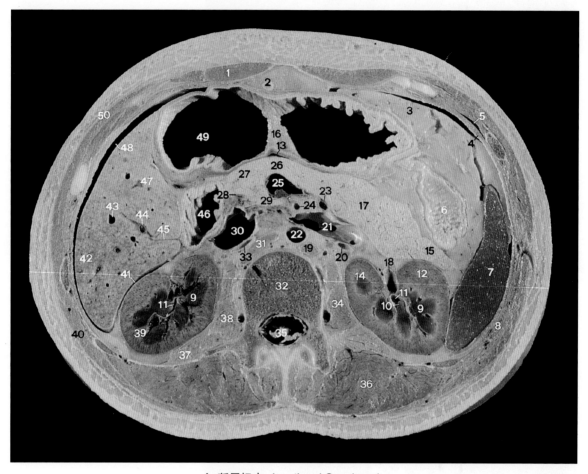

A. 断层标本 (sectional Specimen)

1. 腹直肌 rectus abdominis
2. 肝圆韧带 ligamentum teres hepatis
3. 大网膜 greater omentum
4. 膈 diaphragm
5. 肋膈隐窝 costodiaphragmatic recess
6. 结肠左曲 left colic flexure
7. 脾 spleen
8. 第 11 肋 11th rib
9. 肾锥体 renal pyramid
10. 肾乳头 renal papillae
11. 肾小盏 minor renal calices
12. 肾皮质 renal cortex
13. 网膜囊下隐窝 inferior recess of omental bursa
14. 左肾 left kidney
15. 胰尾 tail of pancreas
16. 胃体 body of stomach
17. 胰体 body of pancreas
18. 左肾静脉 left renal vein
19. 左膈脚 left crus of diaphragm
20. 左肾动脉 left renal artery
21. 左肾静脉 left renal vein
22. 腹主动脉 abdominal aorta
23. 肠系膜下静脉 inferior me-

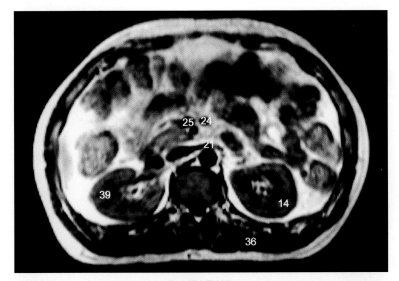

B. MRI T$_1$WI

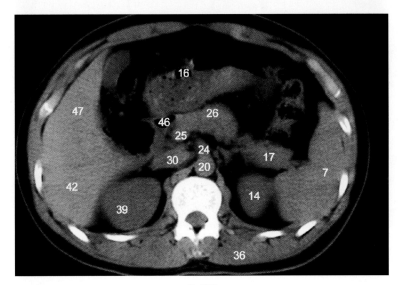

C. CT

42. 肝右后叶　right posterior lobe of liver
43. 肝右静脉前根　anterior root of right hepatic vein
44. 肝门静脉右后下支　right posteroinferior branch of hepatic portal vein
45. 肝门右切迹　right notch of porta hepatis
46. 十二指肠降部　descending part of duodenum
47. 肝右前叶　right anterior lobe of liver
48. 右肝上间隙　right suprahepatic space
49. 胃幽门部　pyloric part of stomach
50. 腹外斜肌　obliquus externus abdominis

senteric vein
24. 肠系膜上动脉　superior mesenteric artery
25. 肠系膜上静脉　superior mesenteric vein
26. 胰颈　neck of pancreas
27. 胰头　head of pancreas
28. 胆总管　common bile duct
29. 胰钩突　uncinate process of pancreas
30. 下腔静脉　inferior vena cava
31. 右膈脚　right crus of diaphragm
32. 第2腰椎体　body of 2nd lumbar vertebrae
33. 右肾动脉　right renal artery
34. 腰大肌　psoas major
35. 马尾　cauda equina
36. 竖脊肌　erector spinae
37. 腰方肌　quadratus lumborum
38. 腰静脉　lumbar vein
39. 右肾　right kindey
40. 背阔肌　latissimus dorsi
41. 肝肾隐窝　hepatorenal recess

139

图 6-12 经十二指肠空肠曲的横断层

Fig.6-12 Transverse section through duodenojejunal flexure

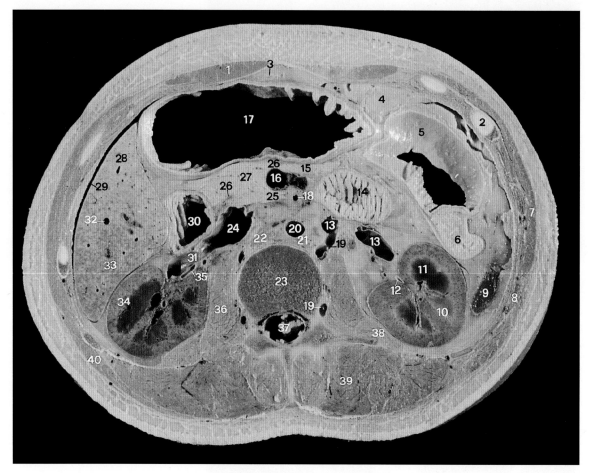

A. 断层标本（sectional specimen）

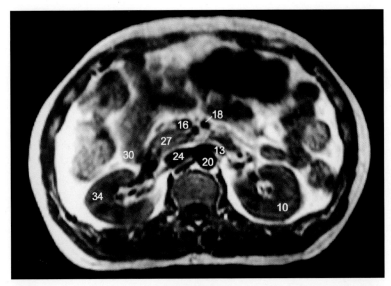

B. MRI T₁WI

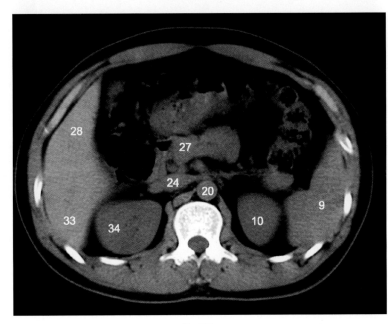

C. CT

15. 胰体 body of pancreas
16. 肠系膜上静脉 superior mesenteric vein
17. 胃体 body of stomach
18. 肠系膜上动脉 superior mesenteric artery
19. 腰静脉 lumbar vein
20. 腹主动脉 abdominal aorta
21. 左膈脚 left crus of diaphragm
22. 右膈脚 right crus of diaphragm
23. 第2腰椎体 body of 2nd lumbar vertebrae
24. 下腔静脉 inferior vena cava
25. 胰钩突 uncinate process of pancreas
26. 胰及胆总管 neck of pancreas and common bile duct
27. 胰头 head of pancreas
28. 肝右前叶 right anterior lobe of liver
29. 右肝上间隙 right suprahepatic space
30. 十二指肠降部 descending part of duodenum
31. 右肾静脉 right renal vein
32. 肝右静脉前根 anterior root of right hepatic vein
33. 肝右后叶 right posterior lobe of liver
34. 右肾 right kidney
35. 右肾动脉 right renal artery
36. 腰大肌 psoas major
37. 马尾 cauda equina
38. 腰方肌 quadratus lumborum
39. 竖脊肌 erector spinae
40. 背阔肌 latissimus dorsi

1. 腹直肌 rectus abdominis
2. 第9肋软骨 9th costal cartilage
3. 肝圆韧带 ligamentum tereshepatis
4. 大网膜 greater omentum
5. 横结肠 transverse colon
6. 降结肠 descending colon
7. 腹外斜肌 obliquus externus abdominis
8. 第11肋 11th rib
9. 脾 spleen
10. 左肾 left kidney
11. 肾锥体 renal pyramid
12. 左肾盂 left renal pelvis
13. 左肾静脉 left renal vein
14. 十二指肠空肠曲 duodenojejunal flexure

图6-13　经第2腰椎间盘的横断层

Fig.6-13　Transverse section through second lumbar intervertebral disc

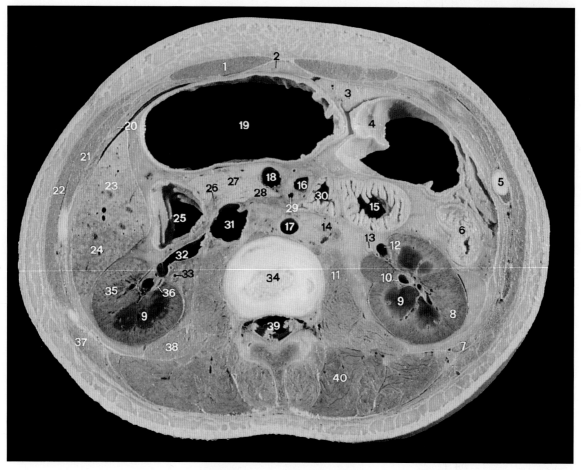

A. 断层标本（sectional specimen）

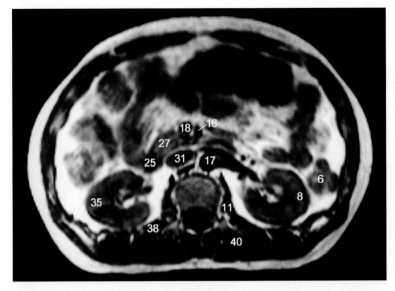

B. MRI T₁WI

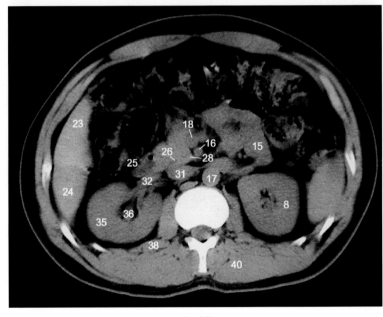

C. CT

19. 胃体　body of stomach
20. 腹横肌　transversus abdominis
21. 腹内斜肌　obliquus internus abdominis
22. 腹外斜肌　obliquus externus abdominis
23. 肝右前叶　right anterior lobe of liver
24. 肝右后叶　right posterior lobe of liver
25. 十二指肠降部　descending part of duodenum
26. 胆总管　common bile duct
27. 胰头　head of pancreas
28. 胰钩突　uncinate process of pancreas
29. 肠系膜上动脉　superior mesenteric artery
30. 十二指肠升部　ascending part of duodenum
31. 下腔静脉　inferior vena cava
32. 右肾静脉　right renal vein
33. 右肾动脉　right renal artery
34. 第2腰椎间盘　2nd lumbar intervertebral disc
35. 右肾　right kidney
36. 右肾盂　right renal pelvis
37. 背阔肌　latissimus dorsi
38. 腰方肌　quadratus lumborum
39. 马尾　cauda equina
40. 竖脊肌　erector spinae

1. 腹直肌　rectus abdominis
2. 肝圆韧带　ligamentum teres hepatis
3. 大网膜　greater omentum
4. 横结肠　transverse colon
5. 第10肋软骨　10th costal cartilage
6. 降结肠　descending colon
7. 第12肋　12th rib
8. 左肾　left kidney
9. 肾锥体　renal pyramid
10. 左肾盂　left renal pelvis
11. 腰大肌　psoas major
12. 左肾静脉　left renal vein
13. 左输尿管　left ureter
14. 腰淋巴结　lumbar lymph nodes
15. 空肠　jejunum
16. 空肠静脉　jejunal vein
17. 腹主动脉　abdominal aorta
18. 肠系膜上静脉　superior

图 6-14　经第 3 腰椎体上份的横断层

Fig.6-14　Transverse section through upper part of body of third lumbar vertebrae

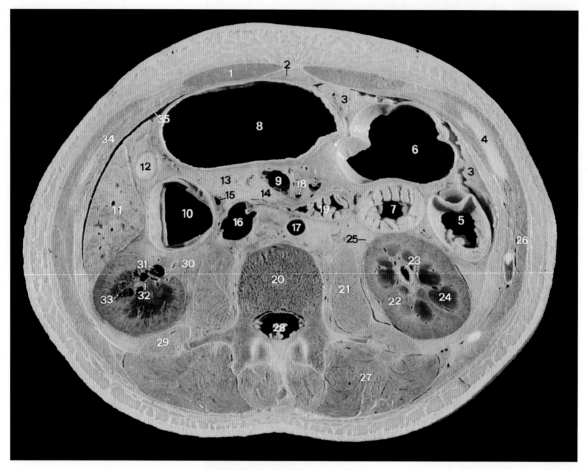

A. 断层标本（sectional specimen）

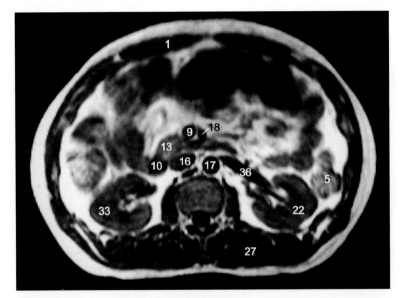

B. MRI T₁WI

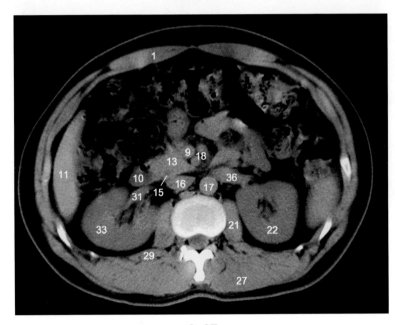

C. CT

pancreas
15. 胆总管 common bile duct
16. 下腔静脉 inferior vena cava
17. 腹主动脉 abdominal aorta
18. 肠系膜上动脉 superior mesenteric artery
19. 十二指肠升部 ascending part of duodenum
20. 第3腰椎体 body of 3rd lumbar vertebrae
21. 腰大肌 psoas major
22. 左肾 left kidney
23. 左肾盂 left renal pelvis
24. 肾锥体 renal pyramid
25. 左输尿管 left ureter
26. 腹外斜肌 obliquus externus abdominis
27. 竖脊肌 erector spinae
28. 马尾 cauda equina
29. 腰方肌 quadratus lumborum
30. 右肾盂 right renal pelvis
31. 右肾静脉 right renal vein
32. 肾小盏 minor renal calices
33. 右肾 right kidney
34. 腹内斜肌 obliquus internus abdominis
35. 腹横肌 transversus abdominis
36. 左肾静脉 left renal vein

1. 腹直肌 rectus abdominis
2. 肝圆韧带 ligamentum teres hepatis
3. 大网膜 greater omentum
4. 第10肋软骨 10th costal cartilage
5. 降结肠 descending colon
6. 横结肠 transverse colon
7. 空肠 jejunum
8. 胃体 body of stomach
9. 肠系膜上静脉 superior mesenteric vein
10. 十二指肠降部 descending part of duodenum
11. 肝右叶 right lobe of liver
12. 结肠右曲 right colic flexure
13. 胰头 head of pancreas
14. 胰钩突 uncinate process of

图6-15　经十二指肠大乳头的横断层

Fig.6-15　Transverse section through major duodenal papilla

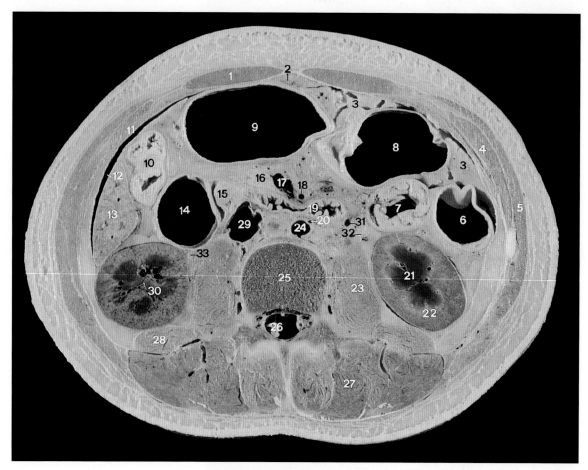

A.断层标本（sectional specimen）

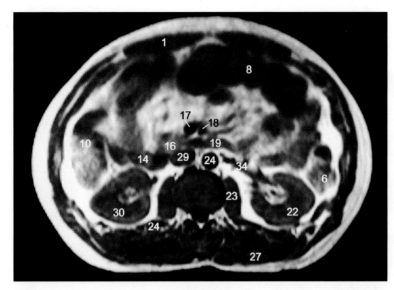

B. MRI T₁WI

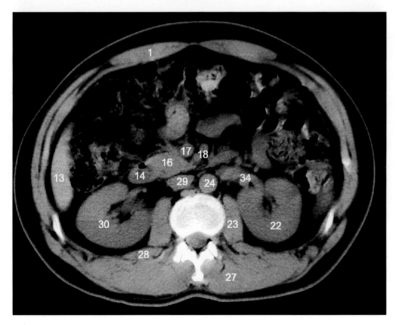

C. CT

15. 十二指肠大乳头 major duodenal papilla
16. 胰头 head of pancreas
17. 肠系膜上静脉 superior mesenteric vein
18. 肠系膜上动脉 superior mesenteric artery
19. 十二指肠水平部 horizontal part of duodenum
20. 肠系膜下动脉 inferior mesenteric artery
21. 肾锥体 renal pyramid
22. 左肾 left kidney
23. 腰大肌 psoas major
24. 腹主动脉 abdominal aorta
25. 第3腰椎体 body of 3rd lumbar vertebrae
26. 马尾 cauda equina
27. 竖脊肌 erector spinae
28. 腰方肌 quadratus lumborum
29. 下腔静脉 inferior vena cava
30. 右肾 right kidney
31. 左睾丸静脉 left testicular vein
32. 左输尿管 left ureter
33. 右输尿管 right ureter
34. 左肾静脉 left renal vein

1. 腹直肌 rectus abdominis
2. 肝圆韧带 ligamentum teres hepatis
3. 大网膜 greater omentum
4. 腹内斜肌 obliquus internus abdominis
5. 腹外斜肌 obliquus externus abdominis
6. 降结肠 descending colon
7. 空肠 jejunum
8. 横结肠 transverse colon
9. 胃体 body of stomach
10. 结肠右曲 right colic flexure
11. 腹横肌 transversus abdominis
12. 腹膜腔 peritoneal cavity
13. 肝右叶 right lobe of liver
14. 十二指肠降部 descending part of duodenum

图 6-16　经第 3 腰椎间盘的横断层

Fig.6-16　Transverse section through third lumbar intervertebral disc

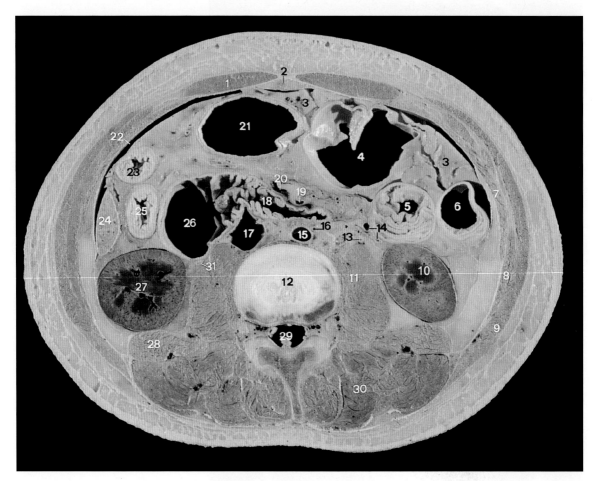

A.断层标本（sectional specimen）

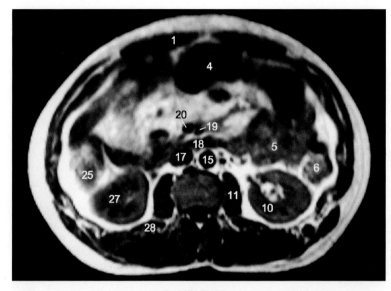

B. MRI T₁WI

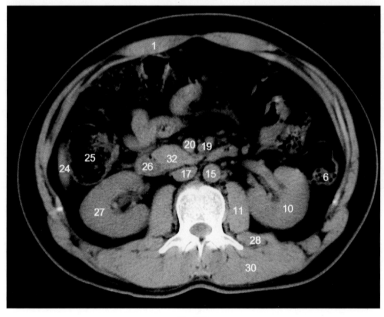

C. CT

15. 腹主动脉　abdominal aorta
16. 肠系膜下动脉　inferior mesenteric artery
17. 下腔静脉　inferior vena cava
18. 十二指肠水平部　horizontal part of duodenum
19. 肠系膜上动脉　superior mesenteric artery
20. 肠系膜上静脉　superior mesenteric vein
21. 胃体　body of stomach
22. 腹膜腔　peritoneal cavity
23. 横结肠　tansverse colon
24. 肝右叶　right lobe of liver
25. 升结肠　ascending colon
26. 十二指肠降部　descending part of duodenum
27. 右肾　right kidney
28. 腰方肌　quadratus lumborum
29. 马尾　cauda equina
30. 竖脊肌　erector spinae
31. 右输尿管　right ureter
32. 胰头　head of pancreas

lar artery and vein

1. 腹直肌　rectus abdominis
2. 肝圆韧带　ligamentum teres hepatis
3. 大网膜　greater omentum
4. 横结肠　transverse colon
5. 空肠　jejunum
6. 降结肠　descending colon
7. 腹横肌　transversus abdominis
8. 腹内斜肌　obliquus internus abdominis
9. 腹外斜肌　obliquus externus abdominis
10. 左肾　left kidney
11. 腰大肌　psoas major
12. 第3腰椎间盘　3rd lumbar intervertebral disc
13. 左输尿管　left ureter
14. 左睾丸动、静脉　left testicu

图 6-17　经左肾下极的横断层
Fig.6-17　Transverse section through lower pole of left kidney

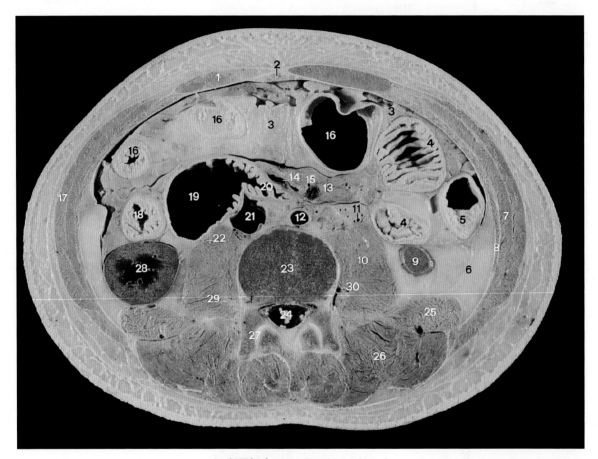

A. 断层标本（sectional specimen）

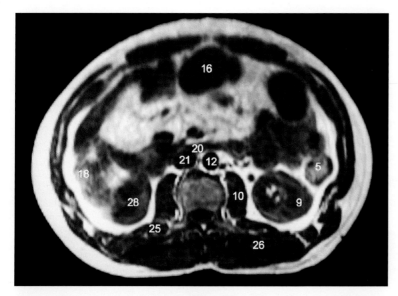

B. MRI T₁WI

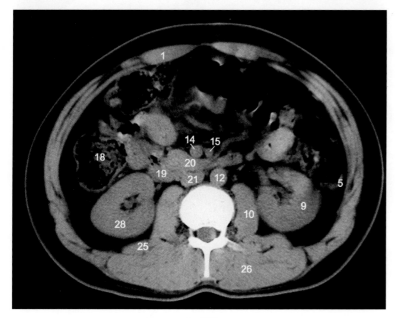

C. CT

15. 肠系膜上动脉　superior mesenteric artery
16. 横结肠　transverse colon
17. 腹外斜肌　obliquus externus abdominis
18. 升结肠　ascending colon
19. 十二指肠降部　descending part of duodenum
20. 十二指肠水平部　horizontal part of duodenum
21. 下腔静脉　inferior vena cava
22. 右输尿管　right ureter
23. 第4腰椎体　body of 4th lumbar vertebrae
24. 马尾　cauda equina
25. 腰方肌　quadratus lumborum
26. 竖脊肌　erector spinae
27. 关节突关节　zygapophysial joint
28. 右肾　right kidney
29. 第2、3腰神经　2nd and 3rd lumbar nerves
30. 腰静脉　lumbar vein

1. 腹直肌　rectus abdominis
2. 肝圆韧带　ligamentum teres hepatis
3. 大网膜　greater omentum
4. 空肠　jejunum
5. 降结肠　descending colon
6. 腹膜外脂肪　extraperitoneal fat
7. 腹内斜肌　obliquus internus abdominis
8. 腹横肌　transversus abdominis
9. 左肾　left kidney
10. 腰大肌　psoas major
11. 左输尿管　left ureter
12. 腹主动脉　abdominal aorta
13. 肠系膜　mesentery
14. 肠系膜上静脉　superior mesenteric vein

第七章　男性盆部连续横断层

Chapter 7　Serial Transverse Sections of Male Pelvis

图 7-1　经耻骨联合上份的横断层

Fig.7-1　Transverse section through upper part of pubic symphysis

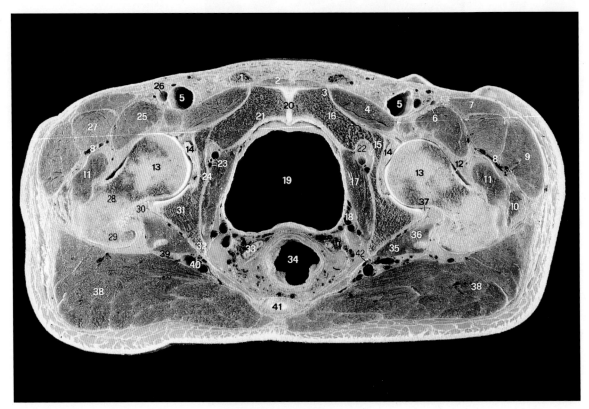

A. 断层标本（sectional specimen）

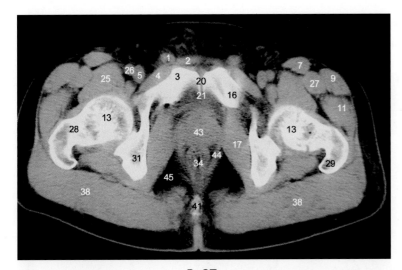

B. CT

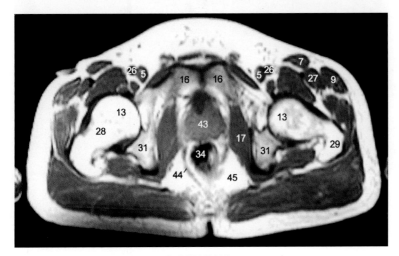

C. MRI T₁WI

ery and vein

24. 髋臼窝 acetabular fossa
25. 髂腰肌 iliopsoas
26. 股动脉 femoral artery
27. 股直肌 rectus femoris
28. 股骨颈 neck of femur
29. 大转子 greater trochanter
30. 坐股韧带 ischiofemoral ligament
31. 坐骨体 body of ischium
32. 坐骨棘 ischial spine
33. 输精管壶腹 ampulla ductus deferentis
34. 直肠 rectum
35. 下孖肌 gemellus inferior
36. 闭孔内肌腱 tendon of obturator internus
37. 髋臼唇 acetabular labrum
38. 臀大肌 gluteus maximus
39. 坐骨神经 sciatic nerve
40. 臀下动、静脉 inferior gluteal artery and vein
41. 第5骶椎间盘 5th sacral intervertebral disc
42. 阴部内动、静脉 internal pudendal artery and vein
43. 前列腺 prostate gland
44. 肛提肌 levator ani
45. 坐骨肛门窝 ischioanal fossa

1. 精索 spermatic cord
2. 腹直肌 rectus abdominis
3. 耻骨结节 pubic tubercle
4. 耻骨肌 pectineus
5. 股静脉 femoral vein
6. 股神经 femoral nerve
7. 缝匠肌 sartorius
8. 旋股外侧动、静脉 lateral femoral circumflex artery and vein
9. 阔筋膜张肌 tensor fasciae latae
10. 臀中肌 gluteus medius
11. 股外侧肌 vastus lateralis
12. 髂股韧带 iliofemoral ligament

13. 股骨头 femoral head
14. 股骨头韧带 ligament of head of femur
15. 闭孔神经 obturator nerve
16. 耻骨上支 superior ramus of pubis
17. 闭孔内肌 obturator internus
18. 膀胱静脉丛 vesical venous plexus
19. 膀胱 urinary bladder
20. 耻骨联合 pubic symphysis
21. 耻骨后间隙 retropubic space
22. 闭膜管 obturator canal
23. 闭孔动、静脉 obturator art-

153

图 7-2 经耻骨联合中份的横断层

Fig.7-2 Transverse section through middle part of pubic symphysis

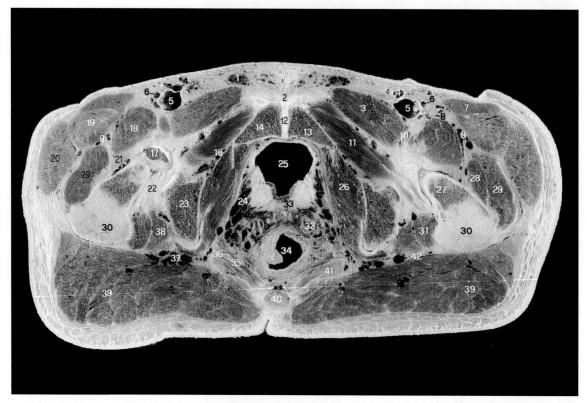

A. 断层标本 （sectional specimen）

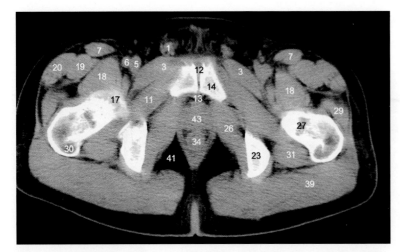

B. CT

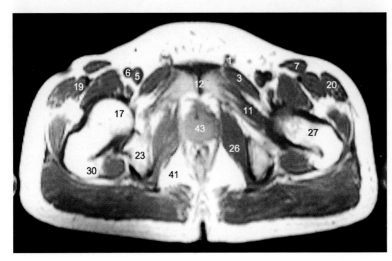

C. MRI T₁WI

1. 精索　spermatic cord
2. 耻骨前韧带　anterior pubic ligament
3. 耻骨肌　pectineus
4. 大隐静脉　great saphenous vein
5. 股静脉　femoral vein
6. 股动脉　femoral artery
7. 缝匠肌　sartorius
8. 股神经　femoral nerve
9. 旋股外侧动、静脉　lateral femoral circumflex artery and vein
10. 旋股内侧动、静脉　medial femoral circumflex artery and vein
11. 闭孔外肌　obturator externus
12. 耻骨间盘　interpubic disc
13. 耻骨后间隙　retropubic space
14. 耻骨下支　inferior ramus of pubis
15. 闭孔血管前支　anterior branch of obturator artery and vein
16. 闭孔血管后支　posterior branch of obturator artery and vein
17. 股骨头　femoral head
18. 髂腰肌　iliopsoas
19. 股直肌　rectus femoris
20. 阔筋膜张肌　tensor fasciae latae
21. 髂股韧带　iliofemoral ligament
22. 坐股韧带　ischiofemoral ligament
23. 坐骨结节　ischial tuberosity
24. 膀胱静脉丛　vesical venous plexus
25. 膀胱　urinary bladder
26. 闭孔内肌　obturator internus
27. 股骨颈　neck of femur
28. 股中间肌　vastus intermedius
29. 股外侧肌　vastus lateralis
30. 大转子　greater trochanter
31. 股方肌　quadratus femoris
32. 精囊　seminal vesicle
33. 输精管壶腹　ampulla ductus deferentis
34. 直肠　rectum
35. 尾骨肌　coccygeus
36. 阴部内动、静脉　internal pudendal artery and vein
37. 臀下动、静脉　inferior gluteal artery and vein
38. 下孖肌　gemellus inferior
39. 臀大肌　gluteus maximus
40. 尾骨　coccyx
41. 坐骨肛门窝　ischioanal fossa
42. 坐骨神经　sciatic nerve
43. 前列腺　prostate gland

图 7-3　经耻骨联合下份的横断层
Fig.7-3　Transverse section through lower part of pubic symphysis

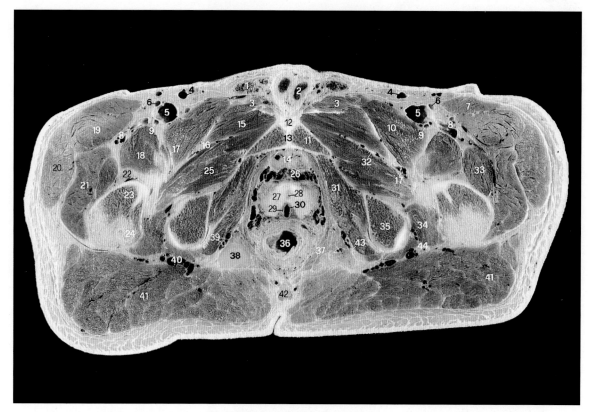

A. 断层标本（sectional specimen）

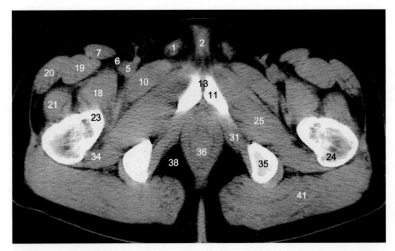

B. CT

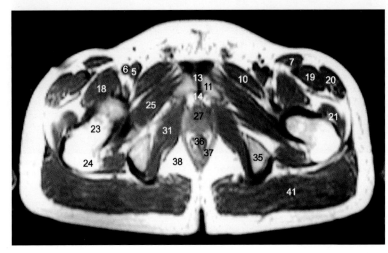

C. MRI T₁WI

19. 股直肌　rectus femoris
20. 阔筋膜张肌　tensor fasciae latae
21. 股外侧肌　vastus lateralis
22. 髂股韧带　iliofemoral ligament
23. 股骨颈　neck of femur
24. 大转子　greater trochanter
25. 闭孔外肌　obturator externus
26. 前列腺静脉丛　prostatic venous plexus
27. 前列腺　prostate
28. 尿道前列腺部　prostatic part of urethra
29. 射精管　ejaculatory duct
30. 前列腺小囊　prostatic utricle
31. 闭孔内肌　obturator internus
32. 闭孔神经前支　anterior branch of obturator nerve
33. 股中间肌　vastus intermedius
34. 股方肌　quadratus femoris
35. 坐骨结节　ischial tuberosity
36. 直肠　rectum
37. 肛提肌　levator ani
38. 坐骨肛门窝　ischioanal fossa
39. 阴部内动、静脉　internal pudendal artery and vein
40. 臀下动、静脉　inferior gluteal artery and vein
41. 臀大肌　gluteus maximus
42. 尾骨　coccyx
43. 阴部神经　pudendal nerve
44. 坐骨神经　sciatic nerve

1. 精索　spermatic cord
2. 阴茎海绵体　cavernous body of penis
3. 长收肌　adductor longus
4. 大隐静脉　great saphenous vein
5. 股静脉　femoral vein
6. 股动脉　femoral artery
7. 缝匠肌　sartorius
8. 旋股外侧动、静脉　lateral femoral circumflex artery and vein
9. 股深动脉　deep femoral artery
10. 耻骨肌　pectineus

11. 耻骨下支　inferior ramus of pubis
12. 耻骨前韧带　anterior pubic ligament
13. 耻骨联合　pubic symphysis
14. 耻骨后间隙　retropubic space
15. 短收肌　adductor brevis
16. 闭孔动、静脉前支　anterior branch of obturator artery and vein
17. 旋股内侧动、静脉　medial femoral circumflex artery and vein
18. 髂腰肌　iliopsoas

157

图7-4　经耻骨下支和坐骨结节的横断层

Fig.7-4　Transverse section through inferior ramus of pubis and ischial tuberosity

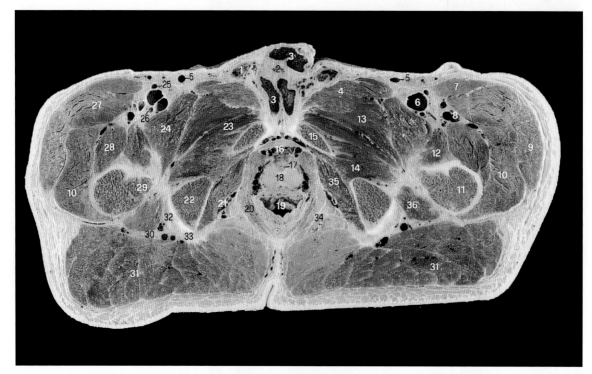

A. 断层标本（sectional specimen）

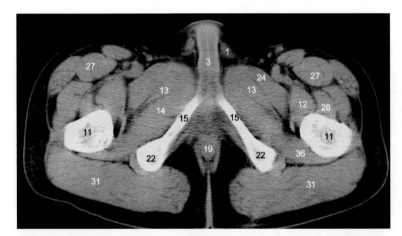

B. CT

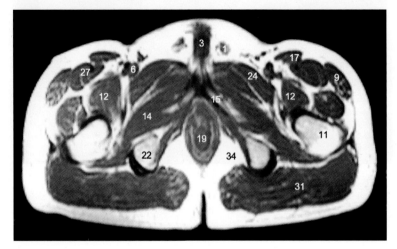

C. MRI T₁WI

23. 大收肌 adductor magnus
24. 耻骨肌 pectineus
25. 股动脉 femoral artery
26. 股深动脉 deep femoral artery
27. 股直肌 rectus femoris
28. 股中间肌 vastus intermedius
29. 小转子 lesser trochanter
30. 坐骨神经 sciatic nerve
31. 臀大肌 gluteus maximus
32. 半膜肌腱 tendon of semi-membranosus
33. 股二头肌长头与半腱肌总腱 common tendon of long head of biceps femoris and semi-tendinosus
34. 坐骨肛门窝 ischioanal fossa
35. 闭孔内肌 obturator internus
36. 股方肌 quadratus femoris

1. 精索 spermatic cord
2. 尿道海绵体 cavernous body of urethra
3. 阴茎海绵体 cavernous body of penis
4. 长收肌 adductor longus
5. 大隐静脉 great saphenous vein
6. 股静脉 femoral vein
7. 缝匠肌 sartorius
8. 旋股外侧动、静脉 lateral femoral circumflex artery and vein
9. 阔筋膜张肌 tensor fasciae latae
10. 股外侧肌 vastus lateralis
11. 股骨 femur
12. 髂腰肌 iliopsoas
13. 短收肌 adductor brevis
14. 闭孔外肌 obturator externus
15. 耻骨下支 inferior ramus of pubis
16. 前列腺静脉丛 prostatic venous plexus
17. 尿道前列腺部 prostatic part of urethra
18. 前列腺 prostate
19. 直肠 rectum
20. 肛提肌 levator ani
21. 阴部内动、静脉 internal pudendal artery and vein
22. 坐骨结节 ischial tuberosity

图 7-5 经坐骨支和坐骨结节的横断层
Fig.7-5 Transverse section through ramus and tuberosity of ischium

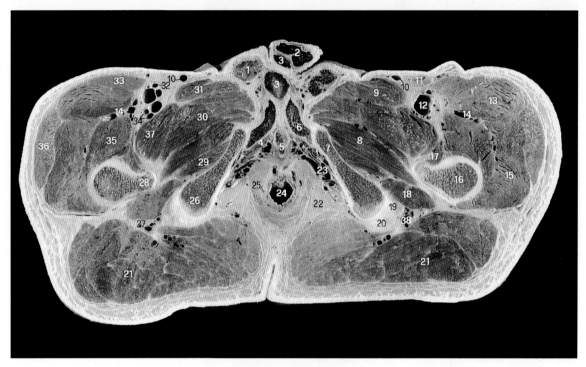

A. 断层标本（sectional specimen）

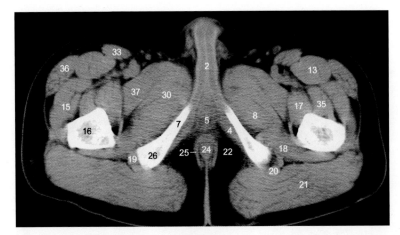

B. CT

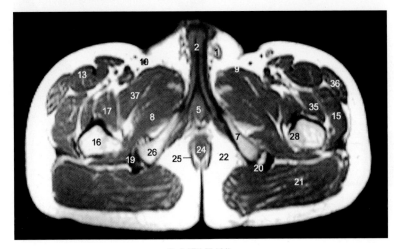

C. MRI T₁WI

common tendon of long head of biceps femoris and semitendinosus

21. 臀大肌　gluteus maximus
22. 坐骨肛门窝　ischioanal fossa
23. 肛动、静脉　anal artery and vein
24. 肛管　anal canal
25. 肛门外括约肌　sphincter ani externus
26. 坐骨结节　ischial tuberosity
27. 坐骨神经　sciatic nerve
28. 小转子　lesser trochanter
29. 闭孔外肌　obturater externus
30. 短收肌　adductor brevis
31. 长收肌　adductor longus
32. 股动脉　femoral artery
33. 缝匠肌　sartorius
34. 股深动、静脉　deep femoral artery and vein
35. 股中间肌　vastus intermedius
36. 阔筋膜张肌　tensor fasciae latae
37. 耻骨肌　pectineus
38. 臀下动、静脉　inferior gluteal artery and vein

1. 精索　spermatic cord
2. 阴茎海绵体　cavernous body of penis
3. 尿道海绵体　cavernous body of urethra
4. 坐骨海绵体肌　ischiocavernousus
5. 尿道球　bulb of urethra
6. 阴茎脚　crus of penis
7. 坐骨支　ramus of ischium
8. 大收肌　adductor magnus
9. 长收肌　adductor longus
10. 大隐静脉　great saphenous vein

11. 腹股沟浅淋巴结　superficial inguinal lymph nodes
12. 股静脉　femoral vein
13. 股直肌　rectus femoris
14. 旋股外侧动、静脉　lateral femoral circumflex artery and vein
15. 股外侧肌　vastus lateralis
16. 股骨　femur
17. 髂腰肌　iliopsoas
18. 股方肌　quadratus femoris
19. 半膜肌腱　tendon of semimembranosus
20. 股二头肌长头和半腱肌总腱

图 7-6 经尿道球上份的横断层

Fig.7-6 Transverse section through upper part of bulb of urethra

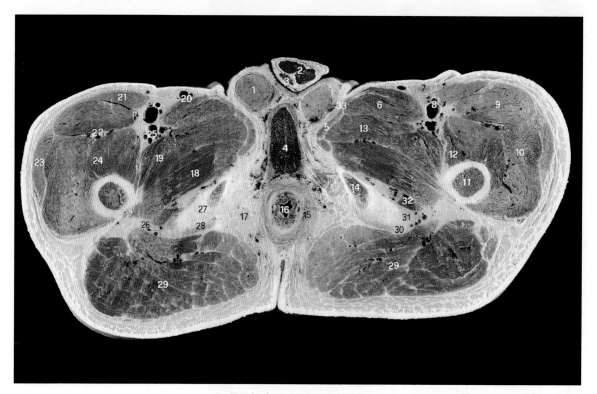

A. 断层标本 (sectional specime)

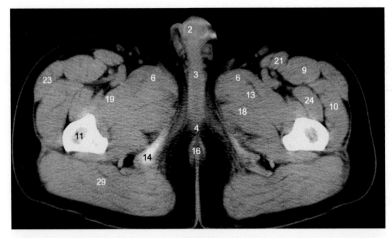

B. CT

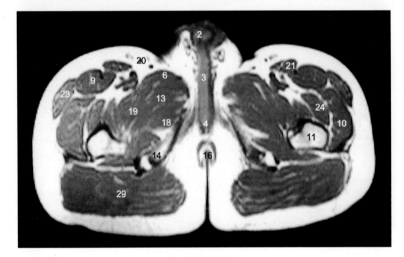

C. MRI T₁WI

21. 缝匠肌　sartorius
22. 旋股外侧动、静脉　lateral femoral circumflex artery and vein
23. 阔筋膜张肌　tensor fasciae latae
24. 股中间肌　vastus intermedius
25. 股深动、静脉　deep femoral artery and vein
26. 坐骨神经　sciatic nerve
27. 大收肌腱　tendon of adductor magnus
28. 半腱肌　semitendinosus
29. 臀大肌　gluteus maximus
30. 股二头肌长头腱　tendon of long head of biceps femoris
31. 半膜肌腱　tendon of semi-membranosus
32. 股方肌　quadratus femoris
33. 附睾　epididymis

1. 睾丸　testis
2. 阴茎海绵体　cavernous body of penis
3. 尿道海绵体　cavernous body of urethra
4. 尿道球　bulb of urethra
5. 股薄肌　gracilis
6. 长收肌　adductor longus
7. 腹股沟浅淋巴结　superficial inguinal lymph nodes
8. 股动、静脉　femoral artery and vein
9. 股直肌　rectus femoris
10. 股外侧肌　vastus lateralis
11. 股骨　femur
12. 股内侧肌　vastus medialis
13. 短收肌　adductor brevis
14. 坐骨结节　ischial tuberosity
15. 肛门外括约肌　sphincter ani externus
16. 肛管　anal canal
17. 坐骨肛门窝　ischioanal fossa
18. 大收肌　adductor magnus
19. 耻骨肌　pectineus
20. 大隐静脉　great saphenous vein

第八章　女性盆部连续横断层

Chapter 8 Serial Transverse Sections of Female Pelvis

图 8-1　经第 1 骶椎的横断层

Fig.8-1　Transverse section through 1st sacral vertebrae

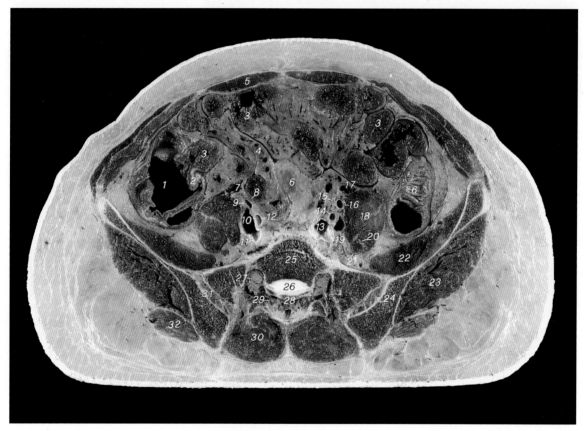

A. 断层标本（sectional specimen）

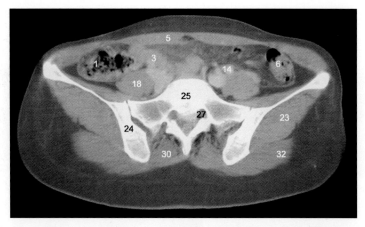

B. CT

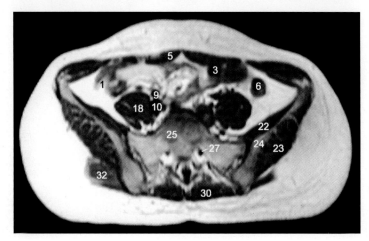

C. MRI T₁WI

1. 盲肠　cecum
2. 回盲瓣　ileocecal valve
3. 回肠　ileum
4. 肠系膜　mesentery
5. 腹直肌　rectus abdominis
6. 乙状结肠　sigmoid colon
7. 右卵巢动、静脉　right ovarian artery and vein
8. 右输尿管　right ureter
9. 右髂外动脉　right external iliac artery
10. 右髂外静脉　right external iliac vein
11. 右髂内静脉　right internal iliac vein
12. 右髂内动脉　right internal iliac artery
13. 左髂内静脉　left internal iliac vein
14. 左髂内动脉　left internal iliac artery
15. 左输尿管　left ureter
16. 左髂外动脉　left external iliac artery

17. 左卵巢动、静脉　left ovarian artery and vein
18. 腰大肌　psoas major
19. 左髂外静脉　left external iliac vein
20. 股神经　femoral nerve
21. 腰骶干　lumbosacral trunk
22. 髂肌　iliacus
23. 臀中肌　gluteus medius
24. 髂骨翼　ala of ilium
25. 第1骶椎　1st sacral vertebrae
26. 第1骶椎间盘　1st sacral intervertebral disc
27. 第1骶神经　1st sacral nerve
28. 第2骶椎　2nd sacral vertebrae
29. 第2骶神经　2nd sacral nerve
30. 竖脊肌　erector spinae
31. 骶髂骨间韧带　interosseous sacroiliac ligaments
32. 臀大肌　gluteus maximus

图 8-2　经第 2 骶椎的横断层

Fig.8-2　Transverse section through 2nd sacral vertebrae

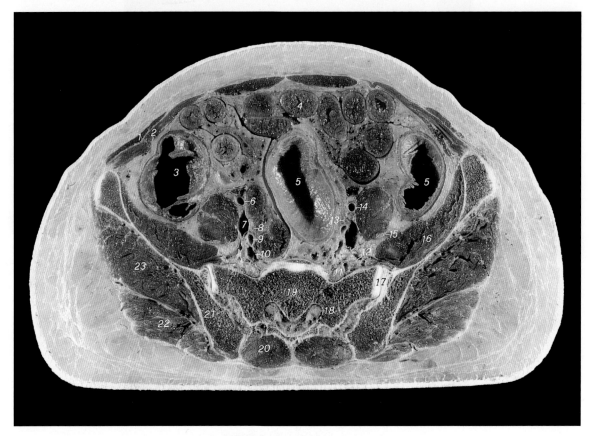

A. 断层标本（sectional specimen）

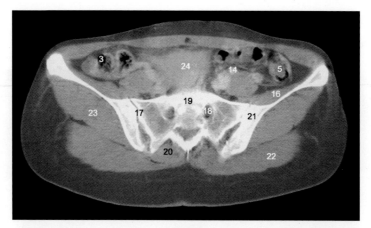

B. CT

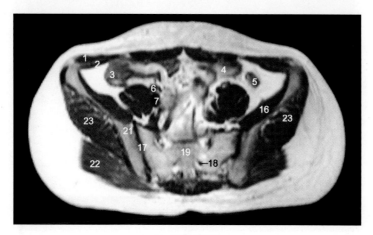

C. MRI T₁WI

1. 腹外斜肌　obliquus externus abdominis
2. 腹内斜肌　obliquus internus abdominis
3. 盲肠　cecum
4. 回肠　ileum
5. 乙状结肠　sigmoid colon
6. 右髂外动脉　right external iliac artery
7. 右髂外静脉　right external iliac vein
8. 右输尿管　right ureter
9. 右髂内动脉　right internal iliac artery
10. 右髂内静脉　right internal iliac vein
11. 第 1 骶神经　1st sacral nerve
12. 腰骶干　lumbosacral trunk

13. 左输尿管　left ureter
14. 左髂外动脉　left external iliac artery
15. 股神经　femoral nerve
16. 髂肌　iliacus
17. 骶髂关节　sacroiliac joint
18. 第 2 骶神经　2nd sacral nerve
19. 第 2 骶椎　2nd sacral vertebrae
20. 竖脊肌　erector spinae
21. 髂骨翼　ala of ilium
22. 臀大肌　gluteus maximus
23. 臀中肌　gluteus medius
24. 子宫　uterus

图 8-3　经第 2 骶椎间盘的横断层

Fig.8-3　Transverse section through 2nd sacral intervertebral disc

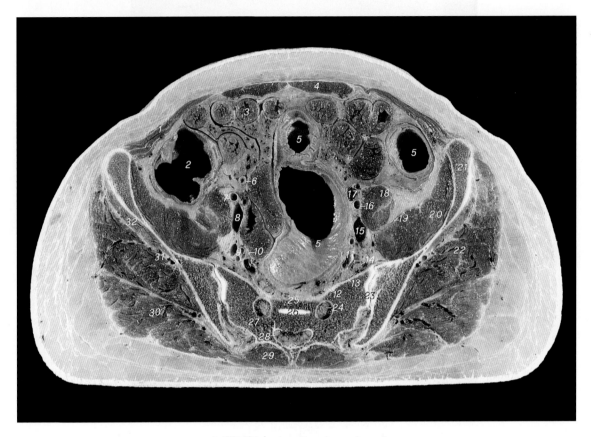

A. 断层标本（sectional specimen）

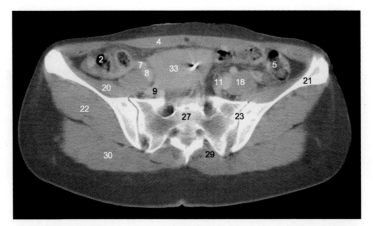

B. CT

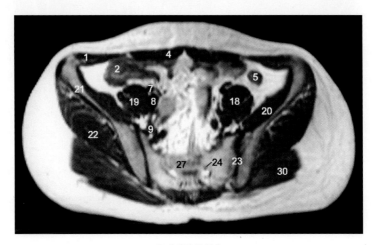

C. MRI T₁WI

1. 腹内斜肌　obliquus internus abdominis
2. 盲肠　cecum
3. 回肠　ileum
4. 腹直肌　rectus abdominis
5. 乙状结肠　sigmoid colon
6. 阑尾　vermiform appendix
7. 右髂外动脉　right external iliac artery
8. 右髂外静脉　right external iliac vein
9. 右髂内动、静脉　right internal iliac artery and vein
10. 右输尿管　right ureter
11. 左髂内动、静脉　left internal lilac artery and vein
12. 第2骶神经　2nd sacral nerve
13. 第1骶神经　lst sacral nerve
14. 腰骶干　lumbosacral trunk
15. 左髂外静脉　left external iliac vein
16. 左髂外动脉　left external iliac artery
17. 左卵巢动、静脉　left ovarian artety and vein
18. 腰大肌　psoas major
19. 股神经　femoral nerve
20. 髂肌　iliacus
21. 髂骨翼　ala of ilium
22. 臀中肌　gluteus medius
23. 骶髂关节　sacroiliac joint
24. 第3骶神经　3rd sacral nerve
25. 第2骶椎　2nd　sacral vertebrae
26. 第2骶椎间盘　2nd sacral intervertebral disc
27. 第3骶椎　3rd sacral vertebrae
28. 第4骶神经　4th sacral nerve
29. 竖脊肌　erector spinae
30. 臀大肌　gluteus maximus
31. 臀上动、静脉　superior gluteal artery and vein
32. 臀小肌　gluteus minimus
33. 子宫　uterus

图 8-4　经第 3 骶椎的横断层
Fig.8-4　Transverse section through 3rd sacral vertebrae

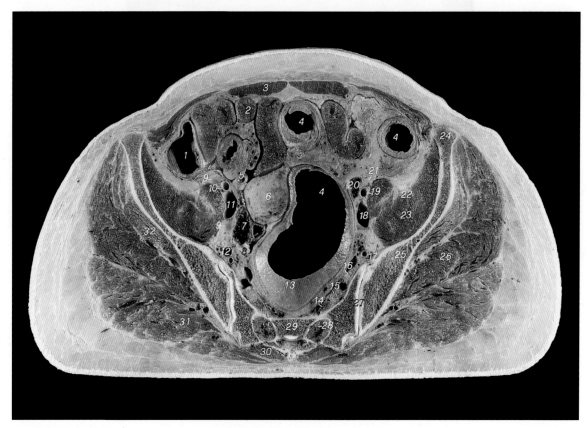

A. 断层标本（sectional specimen）

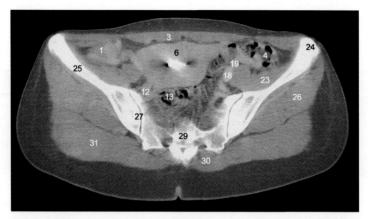

B. CT

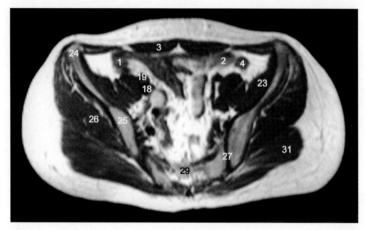

C. MRI T₁WI

1. 盲肠 cecum
2. 回肠 ileum
3. 腹直肌 rectus abdominis
4. 乙状结肠 sigmoid colon
5. 阑尾 vermiform appendix
6. 子宫底 fundus of uterus
7. 右卵巢动、静脉 right ovarian artery and vein
8. 右卵巢 right ovary
9. 右髂外淋巴结 right external iliac lymph nodes
10. 右髂外动脉 right external iliac artery
11. 右髂外静脉 right external iliac vein
12. 右髂内动、静脉 right internal iliac artery and vein
13. 直肠 rectum
14. 梨状肌 piriformis
15. 第3骶神经 3rd sacral nerve
16. 第1、2骶神经 lst and 2nd sacral nerves

17. 腰骶干 lumbosacral trunk
18. 左髂外静脉 left external iliac vein
19. 左髂外动脉 left external iliac artery
20. 左卵巢动、静脉 left ovarian artery and vein
21. 左髂外淋巴结 left external iliac lymph nodes
22. 股神经 femoral nerve
23. 髂肌 iliacus
24. 髂前上棘 anterior superior iliac spine
25. 髂骨翼 ala of ilium
26. 臀中肌 gluteus medius
27. 骶髂关节 sacroiliac joint
28. 第4骶神经 4th sacral nerve
29. 第3骶椎 3rd sacral vertebrae
30. 竖脊肌 erector spinae
31. 臀大肌 gluteus maximus
32. 臀小肌 gluteus minimus

图 8-5　经第 4 骶椎的横断层

Fig.8-5　Transverse section through 4th sacral vertebrae

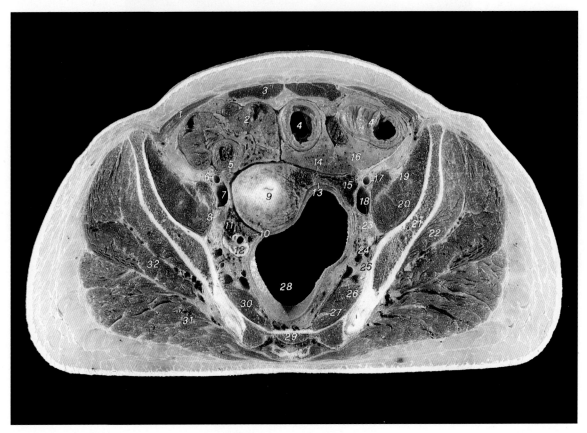

A. 断层标本 （sectional specimen）

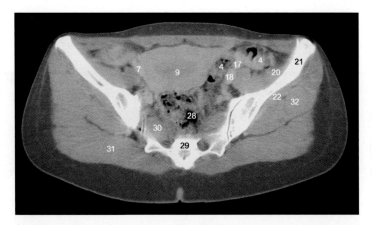

B. CT

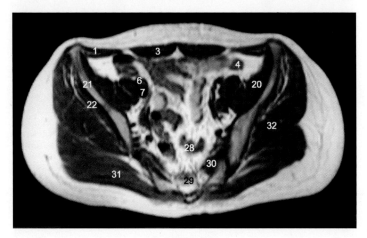

C. MRI T₁WI

1. 腹内斜肌 obliquus internus abdominis	17. 左髂外动脉 left external iliac artery
2. 回肠 ileum	18. 左髂外静脉 left external iliac vein
3. 腹直肌 rectus abdominis	19. 股神经 femoral nerve
4. 乙状结肠 sigmoid colon	20. 髂肌 iliacus
5. 阑尾 vermiform appendix	21. 髂骨翼 ala of ilium
6. 右髂外动脉 right external iliac artery	22. 臀小肌 gluteus minimus
7. 右髂外静脉 right external iliac vein	23. 左髂外淋巴结 left external iliac lymph nodes
8. 右髂外淋巴结 right external iliac lymph nodes	24. 左髂内动、静脉 left internal iliac artery and vein
9. 子宫体 body of uterus	
10. 右输卵管 right uterine tube	25. 坐骨神经 sciatic nerve
11. 右卵巢动、静脉 right ovarian artery and vein	26. 第3骶神经 3rd sacral nerve
	27. 第4骶神经 4th sacral nerve
12. 右卵巢 right ovary	28. 直肠 rectum
13. 左输卵管 left uterine tube	29. 第4骶椎 4th sacral vertebrae
14. 左子宫阔韧带 left broad ligament of uterus	30. 梨状肌 piriformis
15. 左卵巢动、静脉 left ovarian artery and vein	31. 臀大肌 gluteus maximus
16. 乙状结肠系膜 sigmoid mesocolon	32. 臀中肌 gluteus medius

173

图 8-6 经坐骨大孔和子宫体的横断层
Fig.8-6 Transverse section through greater sciatic foramen and body of uterus

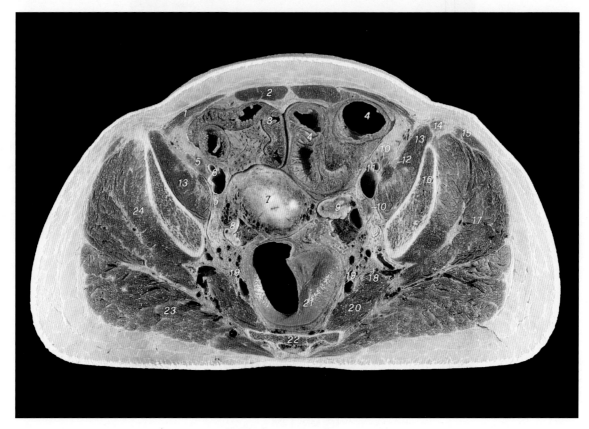

A. 断层标本 (sectional specimen)

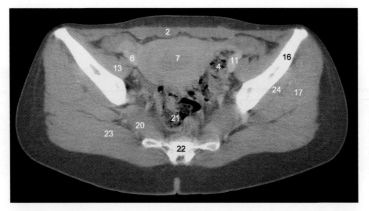

B. CT

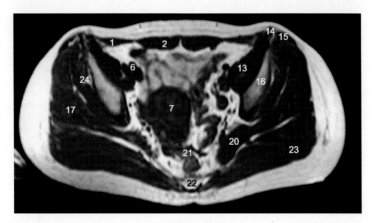

C. MRI T₁WI

1. 腹内斜肌　obliquus internus abdominis
2. 腹直肌　rectus abdominis
3. 回肠　ileum
4. 乙状结肠　sigmoid colon
5. 右髂外淋巴结　right external iliac lymph nodes
6. 右髂外动、静脉　right external iliac artery and vein
7. 子宫体　body of uterus
8. 右卵巢　right ovary
9. 左卵巢　left ovary
10. 左髂外淋巴结　left external iliac lymph nodes
11. 左髂外动、静脉　left external iliac artery and vein
12. 股神经　femoral nerve
13. 髂腰肌　iliopsoas
14. 缝匠肌　sartorius
15. 阔筋膜张肌　tensor fasciae latae
16. 髂骨翼　ala of ilium
17. 臀中肌　gluteus medius
18. 坐骨神经　sciatic nerve
19. 臀下动、静脉　inferior gluteal artery and vein
20. 梨状肌　piriformis
21. 直肠　rectum
22. 第4骶椎　4th sacral vertebrae
23. 臀大肌　gluteus maximus
24. 臀小肌　gluteus minimus

图 8-7　经第 5 骶椎和子宫颈的横断层

Fig.8-7　Transverse section through 5th sacral vertebrae and neck of uterus

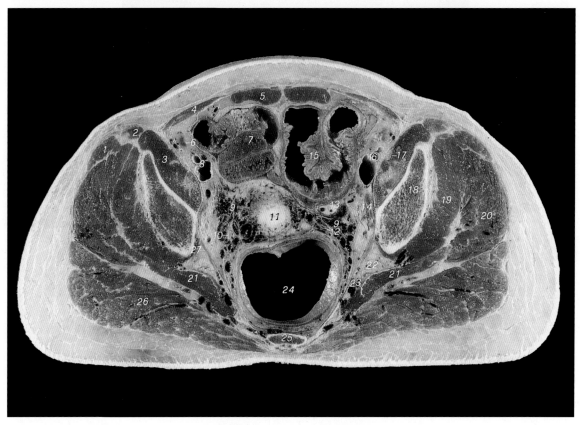

A. 断层标本（sectional specimen）

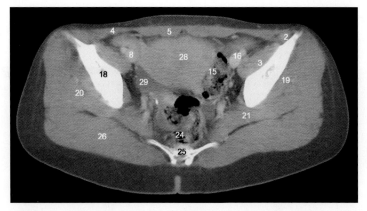

B. CT

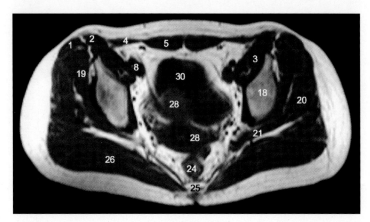

C. MRI T₁WI

1. 阔筋膜张肌 tensor fasciae latae
2. 缝匠肌 sartorius
3. 髂腰肌 iliopsoas
4. 腹内斜肌 obliquus internus abdominis
5. 腹直肌 rectus abdominis
6. 右髂外淋巴结 right external iliac lymph nodes
7. 回肠 ileum
8. 右髂外动、静脉 right external iliac artery and vein
9. 子宫主韧带 cardinal ligament of uterus
10. 右输尿管 right ureter
11. 子宫颈 neck of uterus
12. 左输尿管 left ureter
13. 左卵巢 left ovary
14. 左髂外淋巴结 left external iliac lymph nodes
15. 乙状结肠 sigmoid colon
16. 左髂外动、静脉 left external iliac artery and vein
17. 股神经 femoral nerve
18. 髂骨体 body of ilum
19. 臀小肌 gluteus minimus
20. 臀中肌 gluteus medius
21. 梨状肌 piriformis
22. 坐骨神经 sciatic nerve
23. 臀下动、静脉 inferior gluteal artery and vein
24. 直肠 rectum
25. 第5骶椎 5th sacral vertebrae
26. 臀大肌 gluteus maximus
27. 尾骨肌 coccygeus
28. 子宫体 body of uterus
29. 右卵巢 right ovary
30. 膀胱 urinary bladder

图 8-8 经尾骨和子宫颈的横断层
Fig.8-8 Transverse section through coccyx and neck of uterus

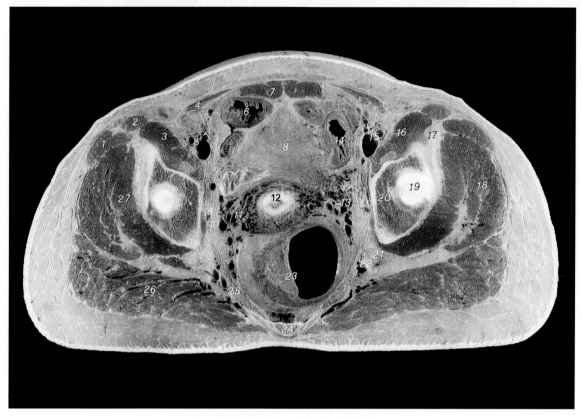

A. 断层标本（sectional specimen）

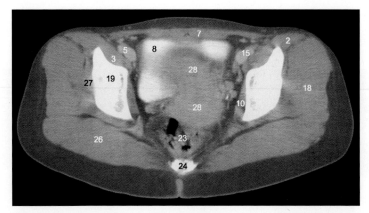

B. CT

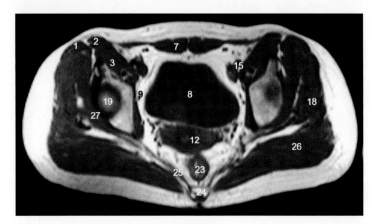

C. MRI T₁WI

1. 阔筋膜张肌　tensor fasciae latae
2. 缝匠肌　sartorius
3. 髂腰肌　iliopsoas
4. 腹内斜肌　obliquus internus abdominis
5. 右髂外动、静脉　right external iliac artery and vein
6. 回肠　ileum
7. 腹直肌　rectus abdominis
8. 膀胱　urinary bladder
9. 闭孔动脉　obturator artery
10. 闭孔内肌　obturator internus
11. 子宫主韧带　cardinal ligament of uterus
12. 子宫颈　neck of uterus
13. 左输尿管　left ureter
14. 乙状结肠　sigmoid colon

15. 左髂外动、静脉　left external iliac artery and vein
16. 股神经　femoral nerve
17. 髂股韧带　iliofemoral ligament
18. 臀中肌　gluteus medius
19. 髋臼　acetabulum
20. 坐骨体　body of ischium
21. 坐骨神经　sciatic nerve
22. 臀下动、静脉　inferior gluteal artery and vein
23. 直肠　rectum
24. 尾骨　coccyx
25. 尾骨肌　coccygeus
26. 臀大肌　gluteus maximus
27. 臀小肌　gluteus minimus
28. 子宫体　body of uterus

图 8-9 经尾骨和股骨头的横断层
Fig.8-9 Transverse section through coccyx and femoral head

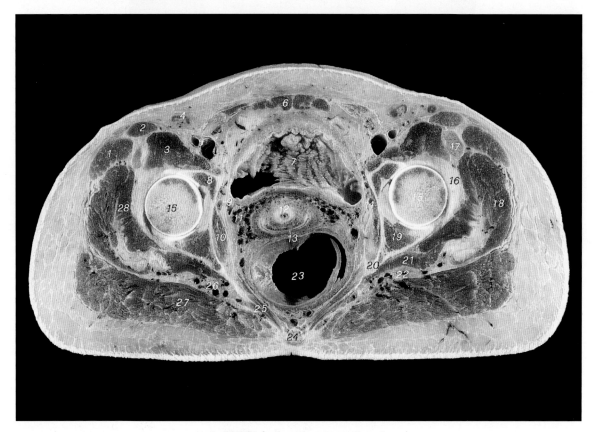

A. 断层标本（sectional specimen）

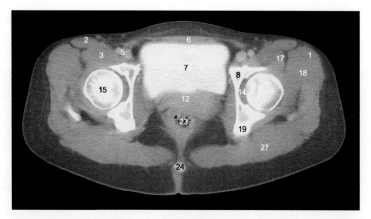

B. CT

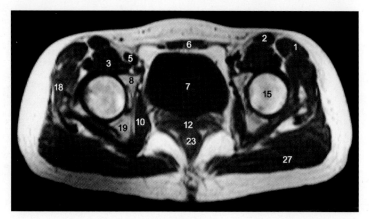

C. MRI T₁WI

1. 阔筋膜张肌　tensor fasciae latae
2. 缝匠肌　sartorius
3. 髂腰肌　iliopsoas
4. 腹股沟浅淋巴结　superficial inguinal lymph nodes
5. 股动、静脉　femoral artery and vein
6. 腹直肌　rectus abdominis
7. 膀胱　urinary bladder
8. 耻骨体　body of pubis
9. 闭孔动脉　obturator artery
10. 闭孔内肌　obturator internus
11. 子宫阴道静脉丛　uterovaginal venous plexus
12. 子宫颈　neck of uterus
13. 阴道穹　fornix of vagina
14. 髋臼窝　acetabular fossa

15. 股骨头　head of femur
16. 髂股韧带　iliofemoral ligament
17. 股直肌　rectus femoris
18. 臀中肌　gluteus medius
19. 坐骨体　body of ischium
20. 坐骨棘　ischial spine
21. 上孖肌　gemellus superior
22. 坐骨神经　sciatic nerve
23. 直肠　rectum
24. 尾骨　coccyx
25. 肛提肌　levator ani
26. 臀下动、静脉　inferior gluteal artery and vein
27. 臀大肌　gluteus maximus
28. 臀小肌　gluteus minimus

图 8-10 经股骨头韧带的横断层

Fig.8-10 Transverse section through ligament of femoral head

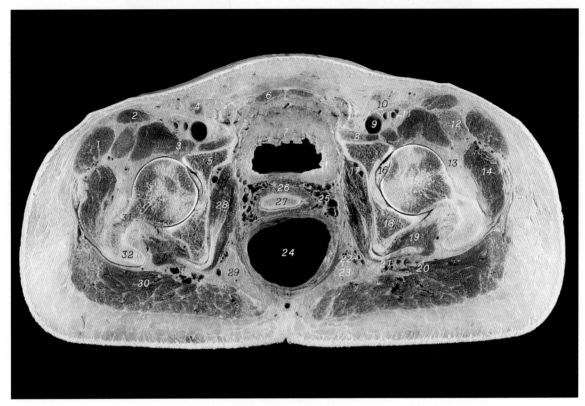

A. 断层标本 （sectional specimen）

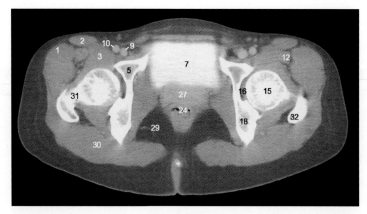

B. CT

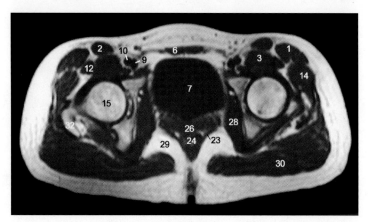

C. MRI T₁WI

1. 阔筋膜张肌　tensor fasciae latae
2. 缝匠肌　sartorius
3. 髂腰肌　iliopsoas
4. 腹股沟浅淋巴结　superficial inguinal lymph nodes
5. 耻骨体　body of pubis
6. 腹直肌　rectus abdominis
7. 膀胱　urinary bladder
8. 耻骨肌　pectineus
9. 股静脉　femoral vein
10. 股动脉　femoral artery
11. 股深动脉　deep femoral artery
12. 股直肌　rectus femoris
13. 髂股韧带　iliofemoral ligament
14. 臀中肌　gluteus medius
15. 股骨头　femoral head
16. 股骨头韧带　ligament of femoral head

17. 闭孔血管、神经　obturator vessels and nerve
18. 坐骨体　body of ischium
19. 下孖肌　gemellus inferior
20. 坐骨神经　sciatic nerve
21. 臀下动、静脉　inferior gluteal artery and vein
22. 阴部内动脉　internal pudendal artery
23. 肛提肌　levator ani
24. 直肠　rectum
25. 阴道静脉丛　vaginal venous plexus
26. 阴道　vagina
27. 子宫颈　neck of uterus
28. 闭孔内肌　obturator internus
29. 坐骨肛门窝　ischioanal fossa
30. 臀大肌　gluteus maximus
31. 股骨颈　neck of femur
32. 大转子　greater trochanter

图 8-11　经耻骨联合上份的横断层

Fig.8-11　Transverse section through upper part of pubic symphysis

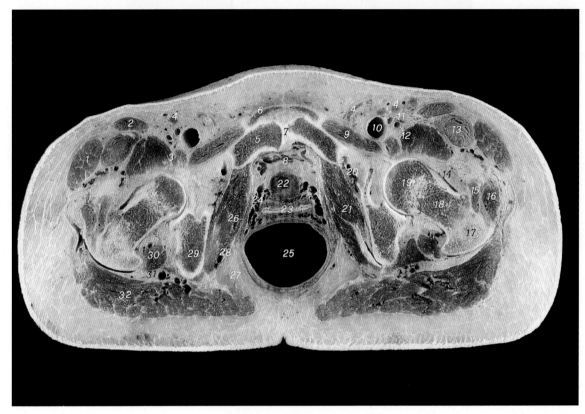

A. 断层标本（sectional specimen）

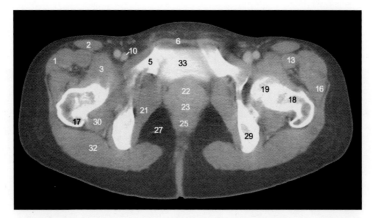

B. CT

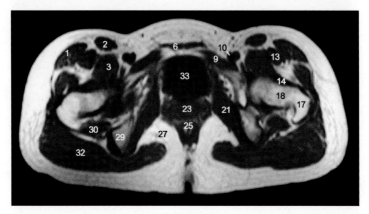

C. MRI T₁WI

1. 阔筋膜张肌　tensor fasciae latae
2. 缝匠肌　sartorius
3. 髂腰肌　iliopsoas
4. 腹股沟浅淋巴结　superficial inguinal lymph nodes
5. 耻骨上支　superior ramus of pubis
6. 腹直肌　rectus abdominis
7. 耻骨联合　pubic symphysis
8. 耻骨后间隙　retropubic space
9. 耻骨肌　pectineus
10. 股静脉　femoral vein
11. 股动脉　femoral artery
12. 股深动脉　deep femoral artery
13. 股直肌　rectus femoris
14. 髂股韧带　iliofemoral ligament
15. 股外侧肌　vastus lateralis
16. 臀中肌　gluteus medius
17. 大转子　greater trochanter

18. 股骨颈　neck of femur
19. 股骨头　head of femur
20. 闭孔血管、神经　obturator vessels and nerve
21. 闭孔内肌　obturator internus
22. 女性尿道　female urethra
23. 阴道　vagina
24. 阴道静脉丛　vaginal venous plexus
25. 肛管　anal canal
26. 肛提肌　levator ani
27. 坐骨肛门窝　ischioanal fossa
28. 阴部内动、静脉　internal pudendal artery and vein
29. 坐骨结节　ischial tuberosity
30. 股方肌　quadratus femoris
31. 坐骨神经　sciatic nerve
32. 臀大肌　gluteus maximus
33. 膀胱　urinary bladder

图 8-12　经耻骨联合中份的横断层

Fig.8-12　Transverse section through middle part of pubic symphysis

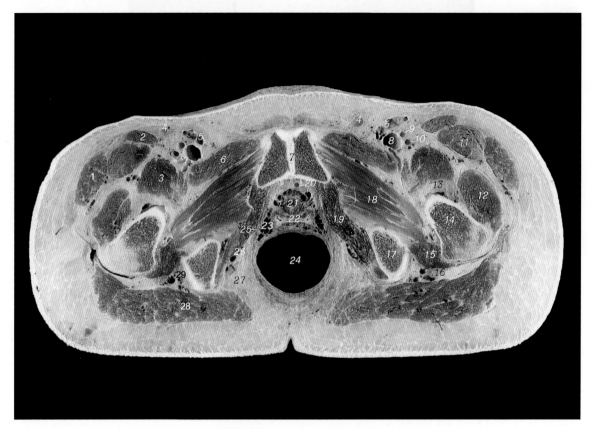

A. 断层标本（sectional specimen）

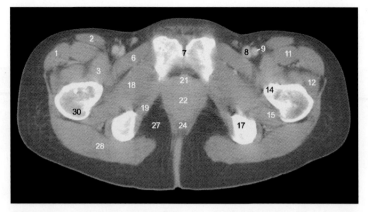

B. CT

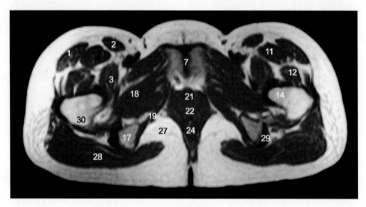

C. MRI T₁WI

1. 阔筋膜张肌　tensor fasciae latae
2. 缝匠肌　sartorius
3. 髂腰肌　iliopsoas
4. 腹股沟浅淋巴结　superficial inguinal lymph nodes
5. 大隐静脉　great saphenous vein
6. 耻骨肌　pectineus
7. 耻骨联合　pubic symphysis
8. 股静脉　femoral vein
9. 股动脉　femoral artery
10. 股深动脉　deep femoral artery
11. 股直肌　rectus femoris
12. 股外侧肌　vastus lateralis
13. 髋关节囊　capsule of hip joint
14. 股骨颈　neck of femur
15. 股方肌　quadratus femoris
16. 坐骨神经　sciatic nerve

17. 坐骨结节　ischial tuberosity
18. 闭孔外肌　obturator externus
19. 闭孔内肌　obturator internus
20. 膀胱静脉丛　vesical venous plexus
21. 女性尿道　female urethra
22. 阴道　vagina
23. 阴道静脉丛　vaginal venous plexus
24. 肛管　anal canal
25. 肛提肌　levator ani
26. 阴部内动、静脉　internal pudendal artery and vein
27. 坐骨肛门窝　ischioanal fossa
28. 臀大肌　gluteus maximus
29. 股后群肌腱　tendon of posterior muscles of thigh
30. 大转子　greater trochanter

图 8-13　经耻骨联合下份的横断层
Fig.8-13　Transverse section through lower part of pubic symphysis

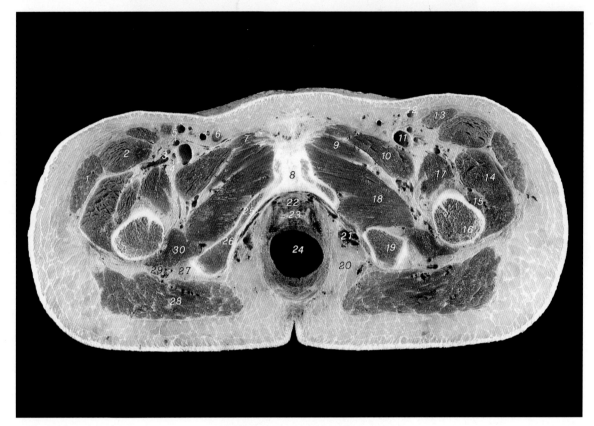

A. 断层标本（sectional specimen）

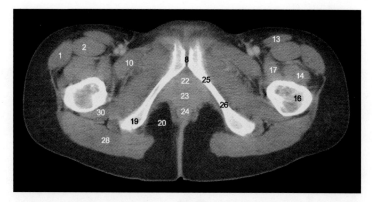

B. CT

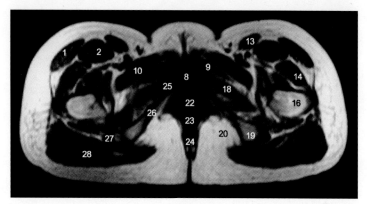

C. MRI T₁WI

1. 阔筋膜张肌　tensor fasciae latae
2. 股直肌　rectus femoris
3. 旋股外侧动、静脉　lateral femoral circumflex artery and vein
4. 股深动脉　deep femoral artery
5. 股动脉　femoral artery
6. 腹股沟浅淋巴结　superficial inguinal lymph nodes
7. 长收肌　adductor longus
8. 耻骨联合　pubic symphysis
9. 短收肌　adductor brevis
10. 耻骨肌　pectineus
11. 股静脉　femoral vein
12. 大隐静脉　great saphenous vein
13. 缝匠肌　sartorius
14. 股外侧肌　vastus lateralis
15. 股中间肌　vastus intermedius
16. 大转子　greater trochanter
17. 髂腰肌　iliopsoas
18. 闭孔外肌　obturator externus
19. 坐骨结节　ischial tuberosity
20. 坐骨肛门窝　ischioanal fossa
21. 阴部内动、静脉　internal pudendal artery and vein
22. 女性尿道　female urethra
23. 阴道　vagina
24. 肛管　anal canal
25. 耻骨下支　inferior ramus of pubis
26. 坐骨支　ramus of ischium
27. 股后群肌腱　tendon of posterior muscles of thigh
28. 臀大肌　gluteus maximus
29. 坐骨神经　sciatic nerve
30. 股方肌　quadratus femoris

图 8-14　经前庭球的横断层

Fig.8-14　Transverse section through bulb of vestibule

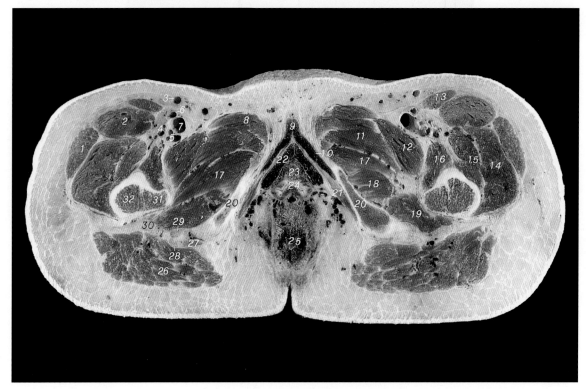

A. 断层标本 （sectional specimen）

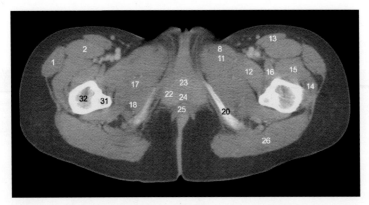

B. CT

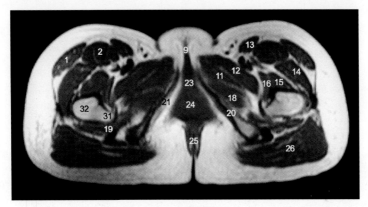

C. MRI T₁WI

1. 阔筋膜张肌　tensor fasciae latae
2. 股直肌　rectus femoris
3. 大隐静脉　great saphenous vein
4. 旋股外侧动、静脉　lateral femoral circumflex artery and vein
5. 股深动、静脉　deep femoral artery and vein
6. 股动脉　femoral artery
7. 股静脉　femoral vein
8. 长收肌　adductor longus
9. 阴蒂体　body of clitoris
10. 阴蒂脚　crus of clitoris
11. 短收肌　adductor brevis
12. 耻骨肌　pectineus
13. 缝匠肌　sartorius
14. 股外侧肌　vastus lateralis
15. 股中间肌　vastus intermedius
16. 髂腰肌　iliopsoas

17. 大收肌　adductor magnus
18. 闭孔外肌　obturator externus
19. 股方肌　quadratus femoris
20. 坐骨支　ramus of ischium
21. 坐骨海绵体肌　ischiocavernosus
22. 前庭球　bulb of vestibule
23. 女性尿道　female urethra
24. 阴道　vagina
25. 肛门　anus
26. 臀大肌　gluteus maximus
27. 半腱肌　semitendinosus
28. 股二头肌长头腱　tendon of long head of biceps femoris
29. 半膜肌腱　tendon of semimembranosus
30. 坐骨神经　sciatic nerve
31. 小转子　lesser trochanter
32. 股骨　femur

图 8-15　经大阴唇和阴蒂的横断层

Fig.8-15　Transverse section through greater lip of pudendum and clitoris

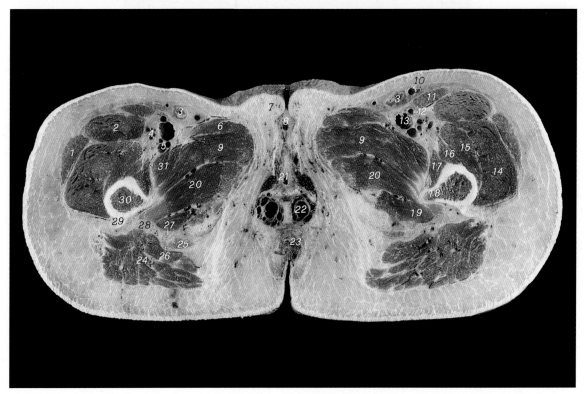

A. 断层标本（sectional specimen）

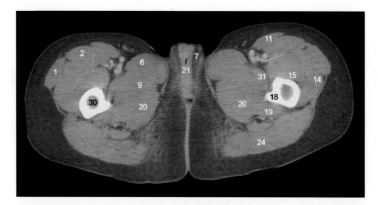

B. CT

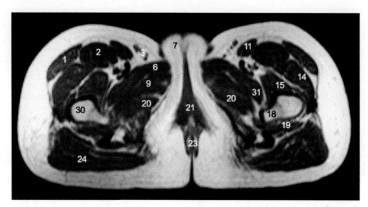

C. MRI T₁WI

1. 阔筋膜张肌　tensor fasciae latae
2. 股直肌　rectus femoris
3. 腹股沟浅淋巴结　superficial inguinal lymph nodes
4. 旋股外侧动、静脉　lateral femoral circumflex artery and vein
5. 股深动、静脉　deep femoral artery and vein
6. 长收肌　adductor longus
7. 大阴唇　greater lip of pudendum
8. 阴蒂　clitoris
9. 短收肌　adductor brevis
10. 大隐静脉　great saphenous vein
11. 缝匠肌　sartorius
12. 股动脉　femoral artery
13. 股静脉　femoral vein
14. 股外侧肌　vastus lateralis
15. 股中间肌　vastus intermedius
16. 股内侧肌　vastus medialis

17. 髂腰肌　iliopsoas
18. 小转子　lesser trochanter
19. 股方肌　quadratus femoris
20. 大收肌　adductor magnus
21. 阴道　vagina
22. 直肠静脉丛　rectal venous plexus
23. 肛门外括约肌　sphincter ani externus
24. 臀大肌　gluteus maximus
25. 半腱肌　semitendinosus
26. 股二头肌长头腱　tendon of long head of biceps femoris
27. 半膜肌腱　tendon of semimembranosus
28. 坐骨神经　sciatic nerve
29. 股骨粗线　linea aspera of femur
30. 股骨　femur
31. 耻骨肌　pectineus

第九章　脊柱区横、矢、冠状断层

Chapter 9 Transverse，Sagittal，and Coronal Sections Of Vertebral Region

图 9-1　脊柱区颈段正中矢状面

Fig.9-1　Median sagittal plane of cervical vertebral region

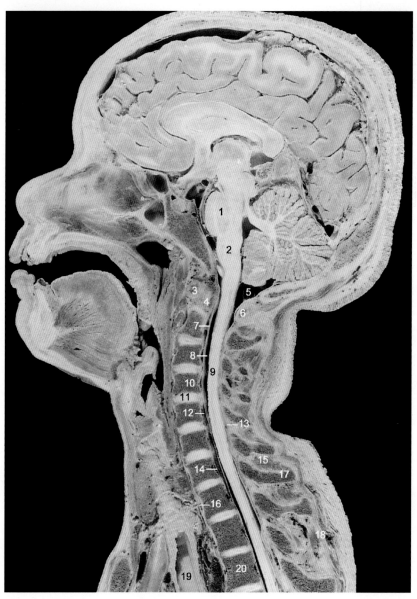

A. 断层标本（sectional specimen）

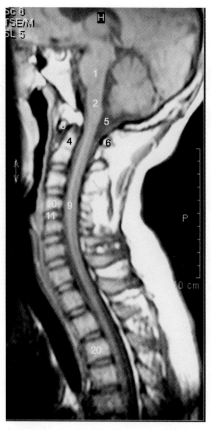

B. MRI T₁WI

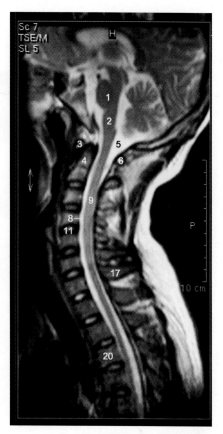

C. MRI T₂WI

1. 脑桥　pons
2. 延髓　medulla oblongata
3. 寰椎前弓　anterior arch of atlas
4. 枢椎齿突　dens of axis
5. 小脑延髓池　cerebellomedullary cistern
6. 寰椎后弓　posterior arch of atlas
7. 硬脊膜　spinal dura mater
8. 蛛网膜下隙　subarachnoid space
9. 脊髓颈段　cervical segment of spinal cord
10. 第4颈椎　4th cervical vertebrae

11. 第3颈椎间盘　3rd cervical intervertebral disc
12. 硬膜外隙　epidural space
13. 黄韧带　ligamenta flava
14. 后纵韧带　posterior longitudinal ligament
15. 棘间肌　interspinales
16. 前纵韧带　anterior longitudinal ligament
17. 第7颈椎棘突　spinous process of 7th cervical vertebrae
18. 棘上韧带　supraspinal ligament
19. 气管　trachea
20. 第3胸椎体　body of 3rd thoracic vertebrae

图 9-2　经第 3 颈椎间盘的横断层

Fig.9-2　Transverse section through 3rd cervical intervertebral disc

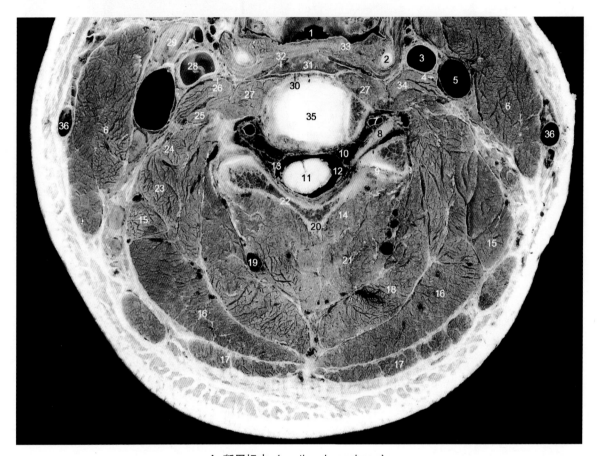

A. 断层标本（sectional specimen）

1. 喉咽　laryngopharynx
2. 甲状软骨上角　superior horn of thyroid cartilage
3. 颈总动脉　common carotid artery
4. 迷走神经　vagus nerve
5. 颈内静脉　internal jugular vein
6. 胸锁乳突肌　sternocleidomastoid
7. 椎动脉　vertebral artery
8. 脊神经节　spinal ganglion
9. 关节突关节　zygapophysial joints
10. 椎内静脉丛　intervertebral venous plexus

11. 脊髓　spinal cord
12. 蛛网膜下隙　subarachnoid space
13. 硬脊膜　spinal dura mater
14. 多裂肌　multifidi
15. 肩胛提肌　levator scapulae
16. 头夹肌　splenius capitis
17. 斜方肌　trapezius
18. 头半棘肌　semispinalis capitis
19. 颈深静脉　deep cervical vein
20. 棘突　spinous process

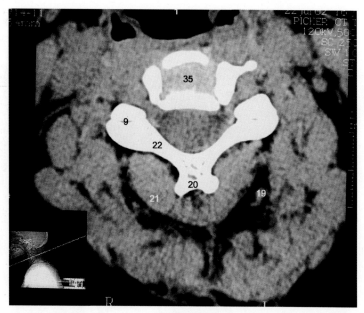

B. CT

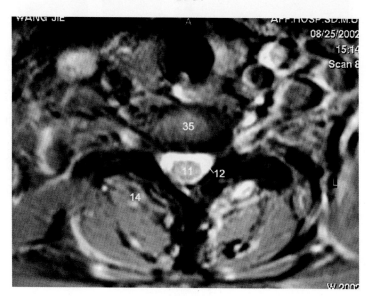

C. MRI T₂WI

21. 颈半棘肌　semispinalis cervicis
22. 椎弓板　lamina of vertebral arch
23. 后斜角肌　scalenus posterior
24. 中斜角肌　scalenus medius
25. 前斜角肌　scalenus anterior
26. 交感干　sympathetic trunk
27. 颈长肌　longus colli
28. 颈总动脉分叉处　bifurcation of common carotid artery
29. 颈外侧深淋巴结　deep lateral cervical lymph nodes
30. 椎前筋膜　prevertebral fascia
31. 咽后间隙　retropharyngeal space
32. 颊咽筋膜　buccopharyngeal fascia
33. 咽下缩肌　inferior constrictor of pharynx
34. 头长肌　longus capiti
35. 第3颈椎间盘　3rd cervical intervertebral disc
36. 颈外静脉　external jugular vein

图 9-3 脊柱区腰段正中矢状面

Fig.9-3 Median plane of lumbar vertebral region

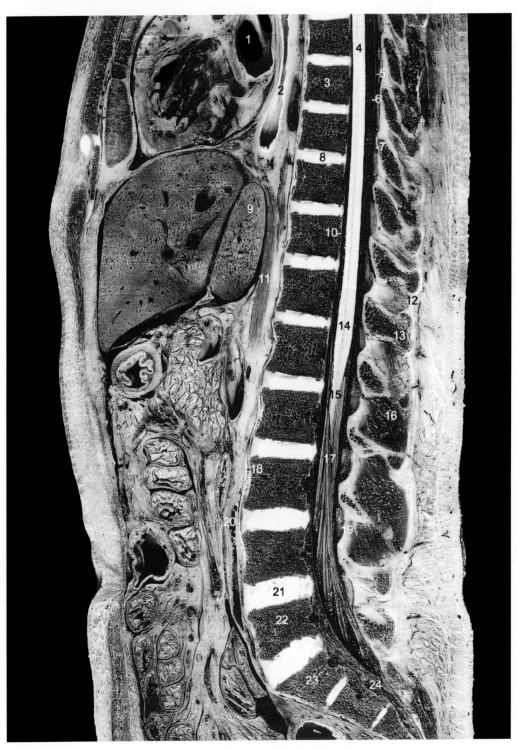

A. 断层标本（sectional specimen）

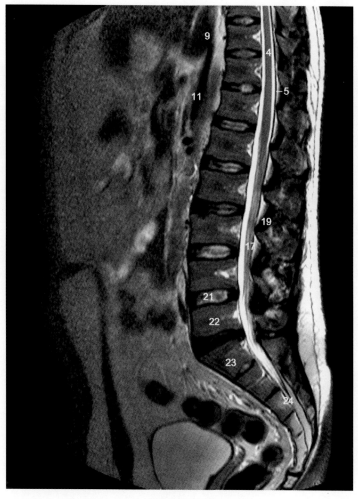

B. MRI T₂WI

1. 左心房　left atrium
2. 食管　esophagus
3. 第 8 胸椎体　body of 8th thoracic vertebrae
4. 脊髓　spinal cord
5. 硬脊膜　spinal dura mater
6. 蛛网膜下隙　subarachnoid space
7. 硬膜外隙　epidural space
8. 第9胸椎间盘　9th thoracic intervertebral disc
9. 肝尾状叶　caudate lobe of liver
10. 后纵韧带　posterior longitudinal ligament
11. 膈　diaphragm
12. 棘上韧带　supraspinal ligament
13. 第 12 胸椎棘突　spinous process of 12th thoracic vertebrae
14. 脊髓腰骶膨大　lumbosacral enlargement of spinal cord
15. 脊髓圆锥　conus medullaris
16. 棘间肌　interspinales
17. 马尾　cauda equina
18. 前纵韧带　anterior longitudinal ligament
19. 黄韧带　ligamenta flava
20. 腹主动脉　abdominal aorta
21. 第 4 腰椎间盘　4th lumbar intervertebral disc
22. 第 5 腰椎体　body of 5th lumbar vertebrae
23. 第 1 骶椎　1st sacral vertebrae
24. 骶管　sacral canal

图 9-4 脊柱区腰段冠状断层
Fig.9-4 Coronal section of lumbar vertebral region

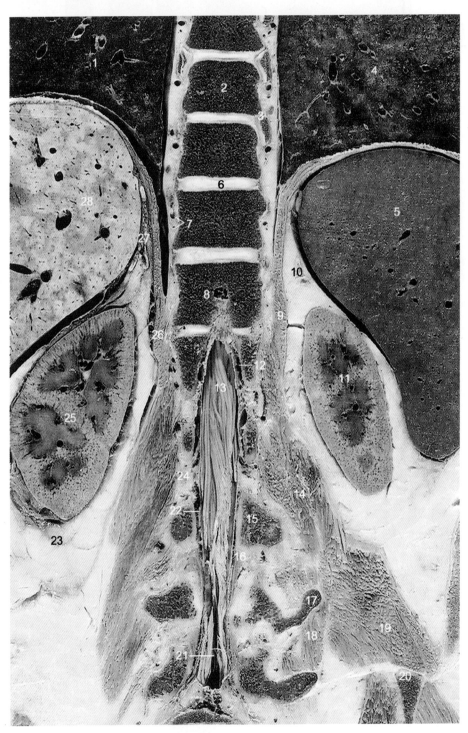

A. 断层标本（sectional specimen）

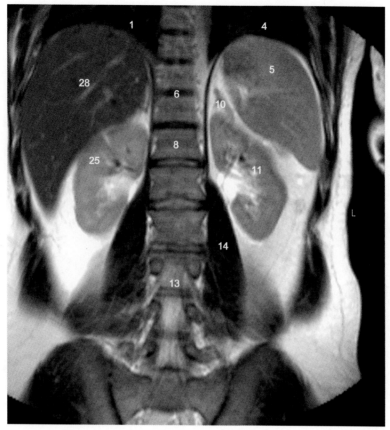

B. MRI T₂WI

1. 右肺下叶　inferior lobe of right lung
2. 第9胸椎体　body of 9th thoracic vertebrae
3. 肋头关节　joint of costal head
4. 左肺下叶　inferior lobe of left lung
5. 脾　spleen
6. 第10胸椎间盘　10th thoracic intervertebral disc
7. 肋间后动、静脉　posterior intercostal artery and vein
8. 第12胸椎体　body of 12th thoracic vertebrae
9. 左膈脚　left diaphragmatic crus
10. 左肾上腺　left adrenal gland
11. 左肾　left kidney
12. 硬膜外隙　epidural space
13. 马尾　cauda equina
14. 腰大肌　psoas major
15. 第3腰椎椎弓根　pedicle of vertebral arch of 3rd lumbar vertebrae
16. 黄韧带　ligamenta flava
17. 第4腰椎横突　transverse process of 4th lumbar vertebrae
18. 横突间肌　intertransversarii
19. 腰方肌　quadratus lumborum
20. 髂嵴　iliac crest
21. 蛛网膜下隙　subarachnoid space
22. 硬脊膜　spinal dura mater
23. 肾脂肪囊　fatty renal capsule
24. 第2腰神经　2nd lumbar nerve
25. 右肾　right kidney
26. 右膈脚　right diaphragmatic crus
27. 右肾上腺　right suprarenal gland
28. 肝右叶　right lobe of liver

图 9-5 经第 3 腰椎间盘的横断层

Fig.9-5 Transverse section through 3rd lumbar intervertebral disc

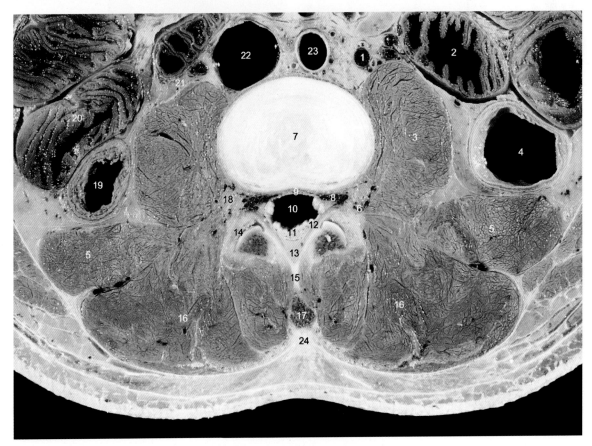

A. 断层标本（sectional specimen）

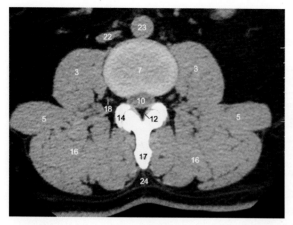

B. CT

C. MRI T₁WI

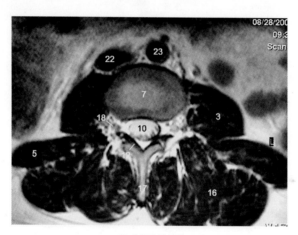

D. MRI T₂WI

1. 左睾丸动、静脉　left testicular artery and vein
2. 空肠　jejunum
3. 腰大肌　psoas major
4. 降结肠　descending colon
5. 腰方肌　quadratus lumborum
6. 椎外静脉丛　external vertebral venous plexus
7. 第3腰椎间盘　3rd lumbar intervertebral disc
8. 椎内静脉丛　internal vertebral venous plexus
9. 硬脊膜　spinal dura mater
10. 蛛网膜下隙　subarachnoid space
11. 马尾　cauda equina
12. 黄韧带　ligamenta flava
13. 硬膜外隙　epidural space

14. 关节突关节　zygapophysial joint
15. 棘间韧带　interspinal ligament
16. 竖脊肌　erector spinae
17. 棘突　spinous process
18. 第3腰神经　3rd lumbar nerve
19. 升结肠　ascending colon
20. 回肠　ileum
21. 右输尿管　right ureter
22. 下腔静脉　inferior vena cava
23. 腹主动脉　abdominal aorta
24. 棘上韧带　supraspinal ligament

图 9-6　经第 5 腰椎的横断层
Fig.9-6　Transverse section through 5th lumbar vertebrae

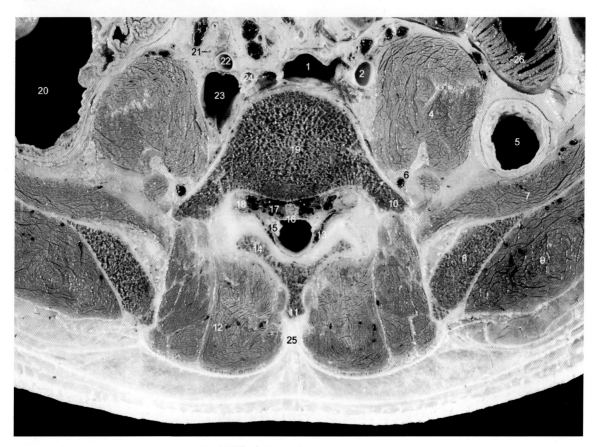

A. 断层标本（sectional specimen）

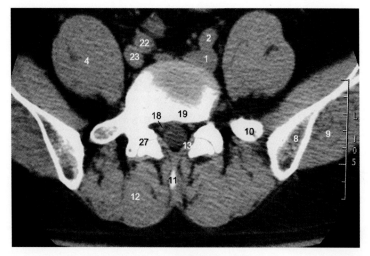

B. CT

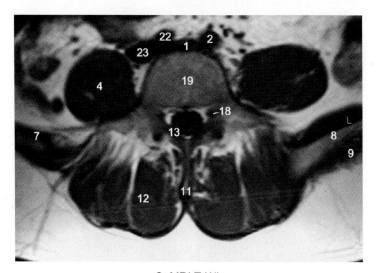

C. MRI T₁WI

1. 左髂总静脉　left common iliac vein
2. 左髂总动脉　left common iliac artery
3. 左睾丸动脉、静脉　left testicular artery and vein
4. 腰大肌　psoas major
5. 乙状结肠　sigmoid colon
6. 腰丛　lumbar plexus
7. 髂肌　iliacus
8. 髂骨翼　ala of ilium
9. 臀中肌　gluteus medius
10. 横突　transverse process
11. 棘突　spinous process
12. 竖脊肌　erector spinae
13. 黄韧带　ligamenta flava
14. 椎弓板　lamina of vertebral arch
15. 马尾　cauda equina
16. 硬脊膜　spinal dura mater
17. 椎内静脉丛　internal vertebral venous plexus
18. 第5腰神经　5th lumbar nerve
19. 第5腰椎体　5th lumbar vertebral body
20. 盲肠　cecum
21. 右输尿管　right ureter
22. 右髂外动脉　right external iliac artery
23. 右髂总静脉　right common iliac vein
24. 右髂内动脉　right internal iliac artery
25. 棘上韧带　supraspinal ligament
26. 空肠　jejunum
27. 关节突关节　zygapophysial joints

第十章　上肢横断层

Chapter 10 Transverse Sections of Upper Limb

图 10-1　经肩胛冈的横断层

Fig.10-1　Transverse section through spine of scapula

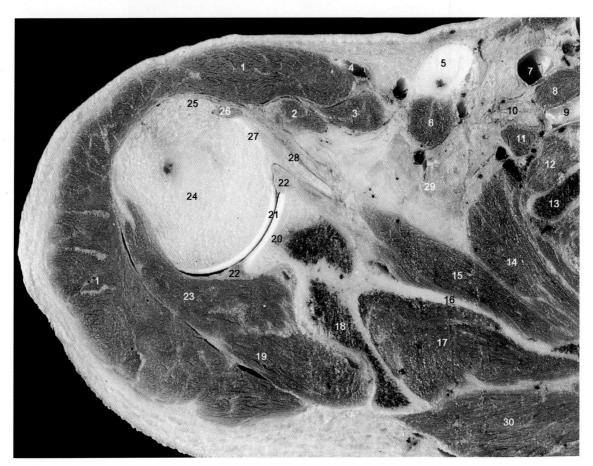

A. 断层标本 (sectional specimen)

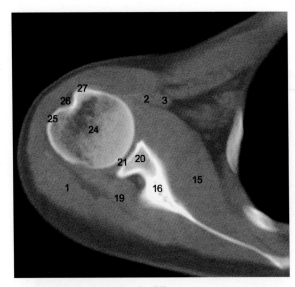

B. CT

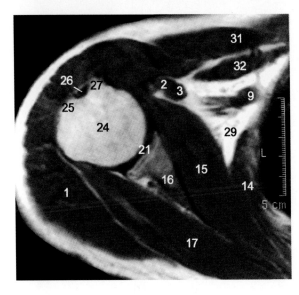

C. MRI T₁WI

1. 三角肌　deltoid
2. 肱二头肌短头　short head of biceps brachii
3. 喙肱肌　coracobrachialis
4. 头静脉　cephalic vein
5. 锁骨　clavicle
6. 锁骨下肌　subclavius
7. 锁骨下静脉　subclavian vein
8. 前斜角肌　scalenus anterior
9. 锁骨下动脉　subclavian artery
10. 臂丛　brachial plexus
11. 中斜角肌　scalenus medius
12. 后斜角肌　scalenus posterior
13. 第1肋　1st rib
14. 前锯肌　serratus anterior
15. 肩胛下肌　subscapularis
16. 肩胛骨　scapula
17. 冈上肌　supraspinatus
18. 肩胛冈　spine of scapula
19. 冈下肌　infraspinatus
20. 关节盂　glenoid cavity
21. 肩关节腔　cavity of shoulder joint
22. 盂唇　glenoid labrum
23. 小圆肌　teres minor
24. 肱骨头　head of humerus
25. 肱骨大结节　greater tubercle of humerus
26. 肱二头肌长头腱　tendon of long head of biceps brachii
27. 肱骨小结节　lesser tubercle of humerus
28. 肩胛下肌腱　tendon of subscapularis
29. 腋窝脂肪组织　fat tissue in axillary fossa
30. 斜方肌　trapezius
31. 胸大肌　pectoralis major
32. 胸小肌　pectoralis minor

图 10-2　经臂中份的横断层

Fig.10-2　Transverse section through middle part of arm

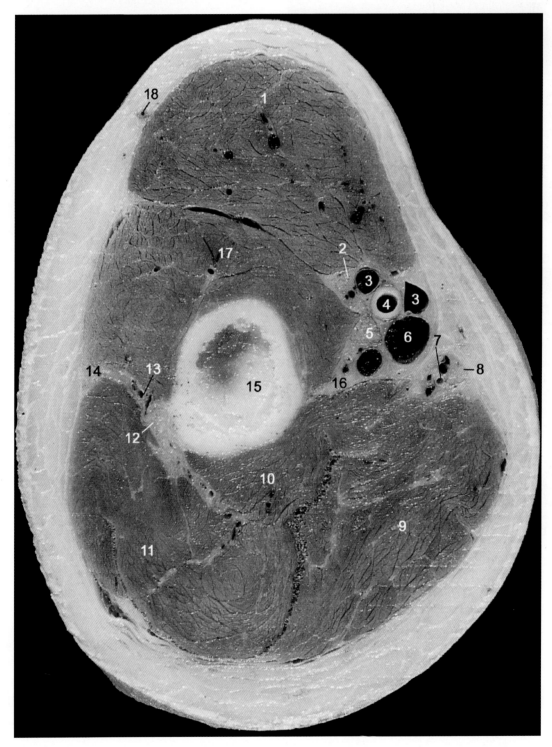

A. 断层标本　(sectional specimen)

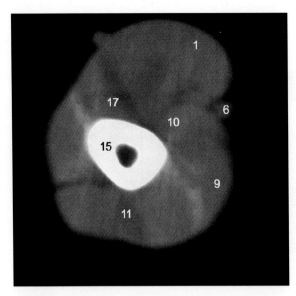

B. CT

1. 肱二头肌　biceps brachii
2. 肌皮神经　musculocutaneous nerve
3. 肱静脉　brachial veins
4. 肱动脉　brachial artery
5. 正中神经　median nerve
6. 贵要静脉　basilic vein
7. 尺侧上副动脉　superior ulnar collateral artery
8. 尺神经　ulnar nerve
9. 肱三头肌长头　long head of triceps brachii
10. 肱三头肌内侧头　medial head of triceps brachii
11. 肱三头肌外侧头　lateral head of triceps brachii
12. 桡神经　radial nerve
13. 桡侧副动脉　radial collateral artery
14. 臂外侧肌间隔　lateral brachial intermuscular septum
15. 肱骨　humerus
16. 臂内侧肌间隔　medial brachial intermuscular septum
17. 肱肌　brachialis
18. 头静脉　cephalic vein

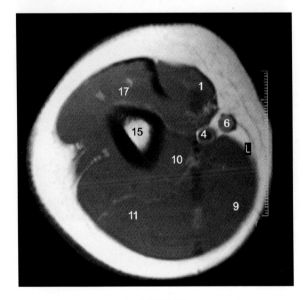

C. MRI T₁WI

图 10-3 经肘关节上份的横断层
Fig.10-3 Transverse section through upper part of elbow joint

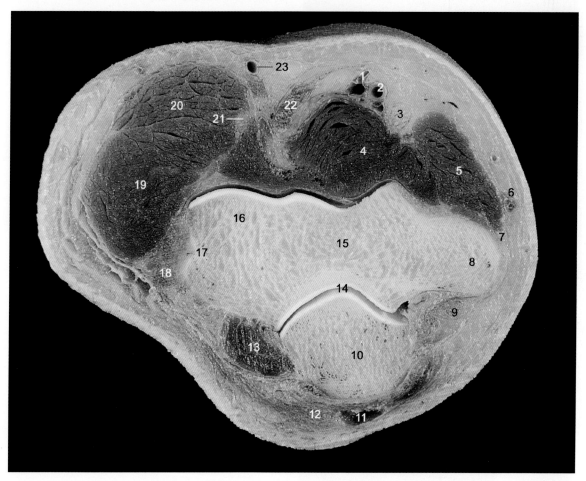

A. 断层标本 (sectional specimen)

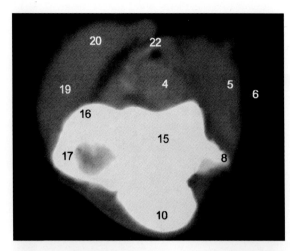

B. CT

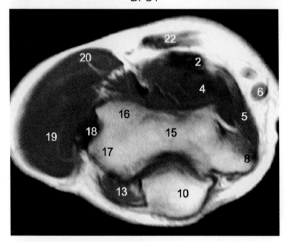

C. MRI T₁WI

1. 肱静脉　brachial vein
2. 肱动脉　brachial artery
3. 正中神经　median nerve
4. 肱肌　brachialis
5. 旋前圆肌　pronator teres
6. 贵要静脉　basilic vein
7. 尺侧副韧带　ulnar collateral ligament
8. 肱骨内上髁　medial epicondyle
9. 尺神经　ulnar nerve
10. 尺骨鹰嘴　ulnar olecranon
11. 鹰嘴皮下囊　subcutaneous bursa of olecranon
12. 肱三头肌腱　tendon of triceps brachii
13. 肘肌　anconeus
14. 肘关节腔　cavity of elbow joint
15. 肱骨滑车　trochlea of humerus
16. 肱骨小头　capitulum of humerus
17. 肱骨外上髁　lateral epicondyle
18. 桡侧副韧带　radial collateral ligament
19. 桡侧腕长、短伸肌　extensor carpi radialis longus and brevis
20. 肱桡肌　brachioradialis
21. 桡神经　radial nerve
22. 肱二头肌腱　tendon of biceps brachii
23. 头正中静脉　median cephalic vein

图 10-4 经桡尺近侧关节的横断层

Fig.10-4　Transverse section through proximal radioulnar joint

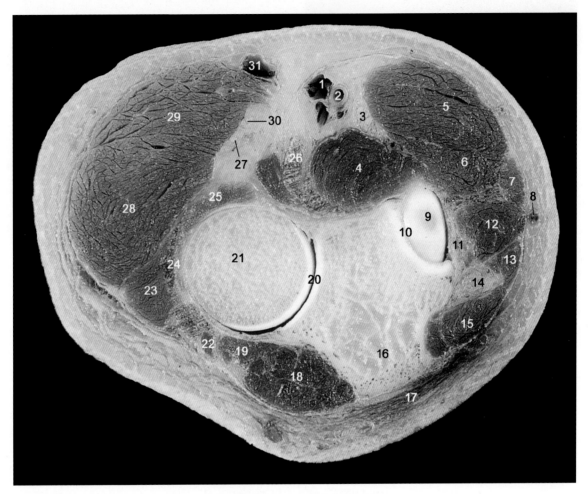

A. 断层标本 (sectional specimen)

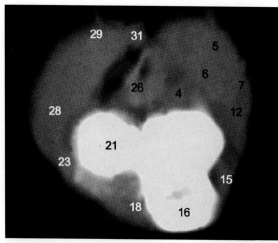

B. CT

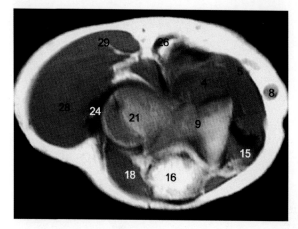

C. MRI T₁WI

1. 肱静脉　brachial vein
2. 肱动脉　brachial artery
3. 正中神经　median nerve
4. 肱肌　brachialis
5. 旋前圆肌　pronator teres
6. 桡侧腕屈肌　flexor carpi radialis
7. 掌长肌　palmaris longus
8. 贵要静脉　basilic vein
9. 肱骨滑车　trochlear of humerus
10. 肱尺关节　humeroulnar joint
11. 肘关节囊　capsule of elbow joint
12. 指浅屈肌　flexor digitorum superficialis
13. 尺侧腕屈肌　flexor carpi ulnaris
14. 尺神经　ulnar nerve
15. 指深屈肌　flexor digitorum profundus
16. 尺骨鹰嘴　ulnar olecranon
17. 肱三头肌腱　tendon of triceps brachii
18. 肘肌　anconeus
19. 尺侧腕伸肌　extensor carpi ulnaris
20. 桡尺近侧关节　proximal radioulnar joint
21. 桡骨头　head of radius
22. 小指伸肌　extensor digiti minimi
23. 指伸肌　extensor digitorum
24. 桡骨环状韧带　annular ligament of radius
25. 旋后肌　supinator
26. 肱二头肌腱　tendon of biceps brachii
27. 桡神经深支　deep branch of radial nerve
28. 桡侧腕长、短伸肌　extensor carpi radialis longus and brevis
29. 肱桡肌　brachioradialis
30. 桡神经浅支　superficial branch of radial nerve
31. 头正中静脉　median cephalic vein

图 10-5　经前臂中份的横断层

Fig.10-5　Transverse section through middle part of forearm

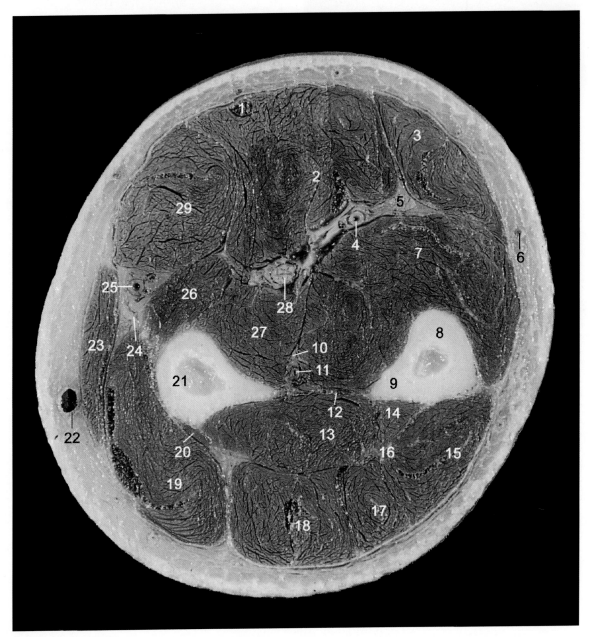

A. 断层标本（sectional specimen）

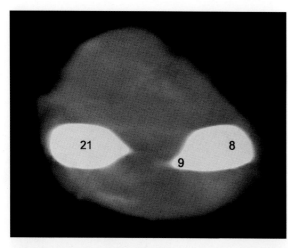

B. CT

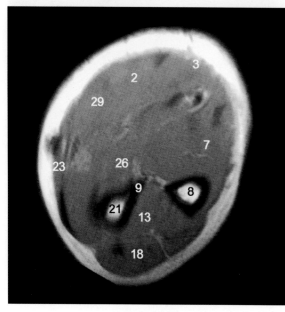

C. MRI T₁WI

1. 掌长肌腱　tendon of palmaris longus
2. 指浅屈肌　flexor digitorum superficialis
3. 尺侧腕屈肌　flexor carpi ulnaris
4. 尺动脉　ulnar artery
5. 尺神经　ulnar nerve
6. 贵要静脉　basilic vein
7. 指深屈肌　flexor digitorum profundus
8. 尺骨　ulna
9. 骨间缘　interosseous border
10. 骨间前神经　anterior interosseous nerve
11. 骨间前动脉　anterior interosseous artery
12. 前臂骨间膜　interosseous membrane of forearm
13. 拇长展肌　abductor pollicis longus
14. 拇长伸肌　extensor pollicis longus
15. 尺侧腕伸肌　extensor carpi ulnaris
16. 骨间后动脉　posterior interosseous artery
17. 小指伸肌　extensor digiti minimi
18. 指伸肌　extensor digitorum
19. 桡侧腕长、短伸肌　extensor carpi radialis longus and brevis
20. 旋后肌　supinator
21. 桡骨　radius
22. 头静脉　cephalic vein
23. 肱桡肌　brachioradialis
24. 桡神经浅支　superficial branch of radial nerve
25. 桡动脉　radial artery
26. 旋前圆肌　pronator teres
27. 拇长屈肌　flexor pollicis longus
28. 正中神经　median nerve
29. 桡侧腕屈肌　flexor carpi radialis

图 10-6　经腕管的横断层

Fig.10-6　Transverse section through carpal canal

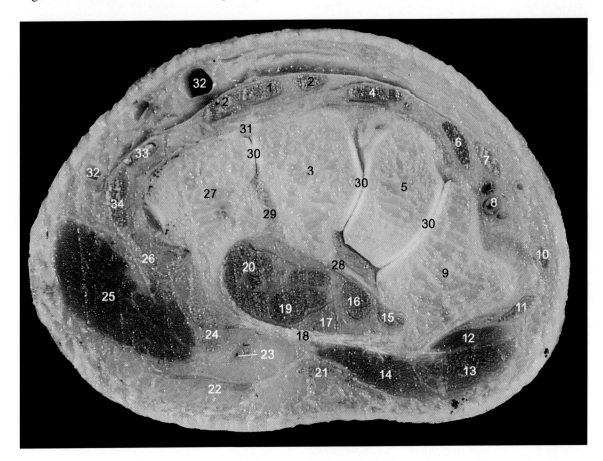

A. 断层标本 (sectional specimen)

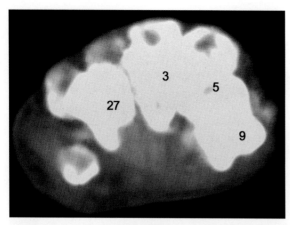

B. CT

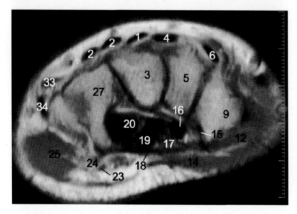

C. MRI T₁WI

1. 示指伸肌腱　tendon of extensor indicis
2. 指伸肌腱　tendon of extensor digitorium
3. 头状骨　capitate bone
4. 桡侧腕短伸肌腱　tendon of extensor carpi radialis brevis
5. 小多角骨　trapezoid bone
6. 桡侧腕长伸肌腱　tendon of extensor carpi radialis longus
7. 拇长伸肌腱　tendon of extensor pollicis longus
8. 桡动脉　radial artery
9. 大多角骨　trapezium bone
10. 拇短伸肌腱　tendon of extensor pollicis brevis
11. 拇长展肌腱　tendon of abductor pollicis longus
12. 拇对掌肌　opponens pollicis
13. 拇短展肌　abductor pollicis brevis
14. 拇短屈肌　flexor pollicis brevis
15. 桡侧腕屈肌腱　tendon of flexor carpi radialis
16. 拇长屈肌腱　tendon of flexor pollicis longus
17. 正中神经　median nerve
18. 腕横韧带　transverse carpal ligament
19. 指浅屈肌腱　tendon of flexor digitorum superficialis
20. 指深屈肌腱　tendon of flexor digitorum profundus
21. 掌长肌腱　tendon of palmaris longus
22. 掌短肌　palmaris brevis
23. 尺动脉　ulnar artery
24. 尺神经　ulnar nerve
25. 小指展肌　abductor digiti minimi
26. 豆钩韧带和豆掌韧带　pisohamate and pisometacarpal ligaments
27. 钩骨　hamate bone
28. 腕骨间掌侧韧带　palmar intercarpal ligaments
29. 腕骨间骨间韧带　interosseous intercarpal ligaments
30. 腕骨间关节　intercarpal joints
31. 腕骨间背侧韧带　dorsal intercarpal ligaments
32. 手背静脉　dorsal vein of hand
33. 小指伸肌腱　tendon of extensor digiti minimi
34. 尺侧腕伸肌腱　tendon of extensor carpi ularis

图10-7 经掌骨中份的横断层

Fig.10-7 Transverse section through middle part of metacarpal bones

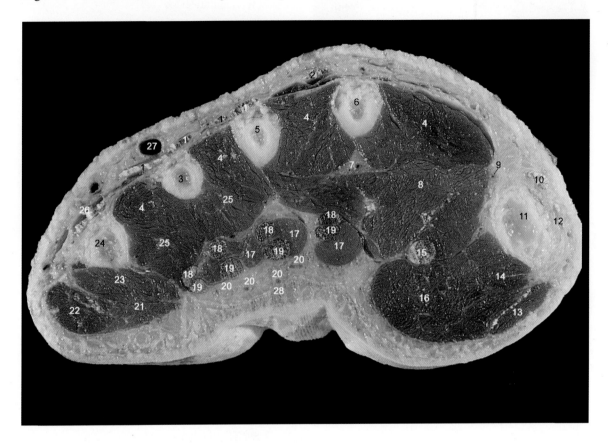

A. 断层标本 (sectional specimen)

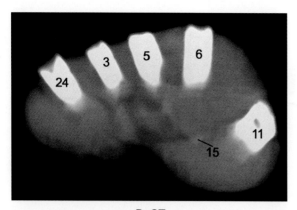

B. CT

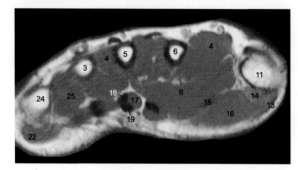

C. MRI T₁WI

1. 指伸肌腱　tendon of extensor digitorium
2. 示指伸肌腱　tendon of extensor indicis
3. 第4掌骨　4th metacarpal bone
4. 骨间背侧肌　dorsal interossei
5. 第3掌骨　3rd metacarpal bone
6. 第2掌骨　2nd metacarpal bone
7. 掌心动脉　palmar metacarpal artery
8. 拇收肌　adductor pollicis
9. 拇指尺掌侧动脉　ulnar palmar digital artery of thumb
10. 拇长伸肌腱　tendon of extensor pollicis longus
11. 第1掌骨　1st metacarpal bone
12. 拇短伸肌腱　tendon of extensor pollicis brevis
13. 拇短展肌　abductor pollicis brevis
14. 拇对掌肌　opponens pollicis
15. 拇长屈肌腱　tendon of flexor pollicis longus
16. 拇短屈肌　flexor pollicis brevis
17. 蚓状肌　lumbricales
18. 指深屈肌腱　tendon of flexor digitorum profundus
19. 指浅屈肌腱　tendon of flexor digitorum superficialis
20. 指掌侧总动脉及神经　common palmar digital arteries and nerves
21. 小指短屈肌　flexor digiti minimi brevis
22. 小指展肌　abductor digiti minimi
23. 小指对掌肌　opponeus digiti minimi
24. 第5掌骨　5th metacarpal bone
25. 骨间掌侧肌　palmar interossei
26. 小指伸肌腱　tendon of extensor digiti minimi
27. 手背静脉　dorsal vein of hand
28. 掌腱膜　palmar aponeurosis

11

第十一章 下肢横、矢、冠状断层

Chapter 11 Transverse, Sagittal, and Coronal Sections of Lower Limb

图 11-1 经髋关节的横断层

Fig.11-1 Transverse section through hip joint

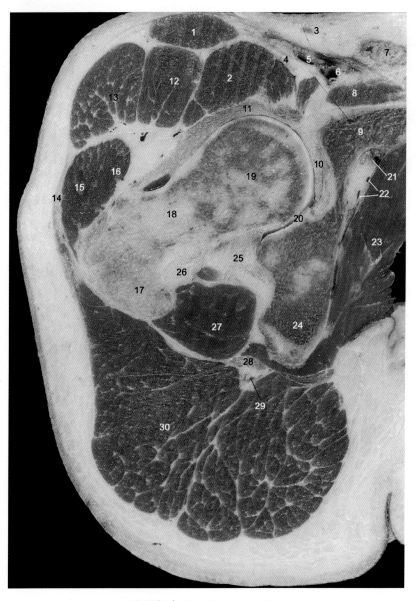

A. 断层标本 (sectional specimen)

220

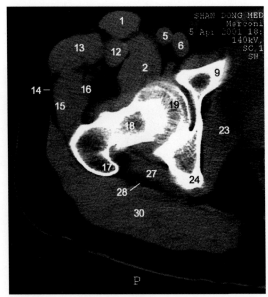

B. CT

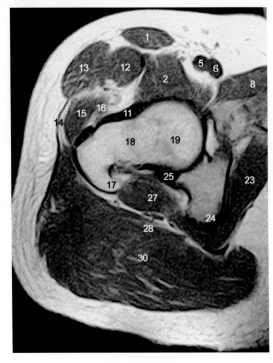

C. MRI T₁WI

1. 缝匠肌　sartorius
2. 髂腰肌　iliopsoas
3. 腹股沟浅淋巴结　superficial inguinal lymph nodes
4. 股神经　femoral nerve
5. 股动脉　femoral artery
6. 股静脉　femoral vein
7. 精索　spermatic cord
8. 耻骨肌　pectineus
9. 耻骨上支　superior ramus of pubis
10. 髋臼横韧带　transverse acetabular ligament
11. 髂股韧带　iliofemoral ligament
12. 股直肌　rectus femoris
13. 阔筋膜张肌　tensor fasciae latae
14. 髂胫束　iliotibial tract
15. 臀中肌　gluteus medius
16. 臀小肌　gluteus minimus
17. 大转子　greater trochanter
18. 股骨颈　neck of femur
19. 股骨头　femoral head
20. 髋关节腔　cavity of hip joint
21. 闭孔神经　obturator nerve
22. 闭膜管和闭孔动脉　obturator canal and artery
23. 闭孔内肌　obturator internus
24. 坐骨结节　ischial tuberosity
25. 坐股韧带　ischiofemoral ligament
26. 闭孔外肌腱　tendon of obturator externus
27. 股方肌　quadratus femoris
28. 坐骨神经　sciatic nerve
29. 臀下动、静脉　inferior gluteal artery and vein
30. 臀大肌　gluteus maximus

图 11-2　经股部中份的横断层
Fig.11-2　Transverse section through middle part of thigh

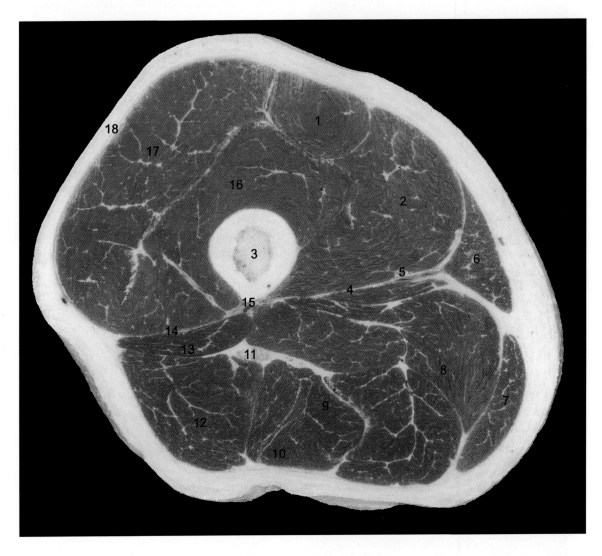

A. 断层标本　(sectional specimen)

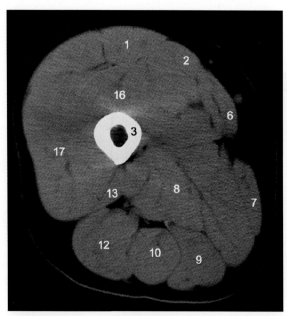

B. CT

1. 股直肌　rectus femoris
2. 股内侧肌　vastus medialis
3. 股骨中份　middle part of femur
4. 内侧肌间隔　medial intermuscular septum
5. 股动脉、静脉　femoral artery and vein
6. 缝匠肌　sartorius
7. 股薄肌　gracilis
8. 大收肌　adductor magnus
9. 半膜肌　semimembranosus
10. 半腱肌　semitendinosus
11. 坐骨神经　sciatic nerve
12. 股二头肌(长头)　long head of biceps femoris
13. 股二头肌(短头)　short head of biceps femoris
14. 外侧肌间隔　lateral intermuscular septum
15. 股骨粗线　linea aspera
16. 股中间肌　vastus intermedius
17. 股外侧肌　vastus lateralis
18. 髂胫束　iliotibial tract

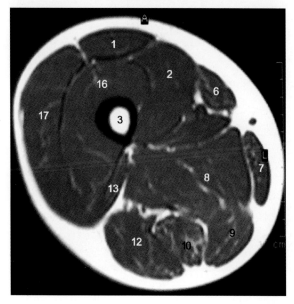

C. MRI T₁WI

图 11-3　经髌骨的横断层

Fig.11-3　Transverse section through patella

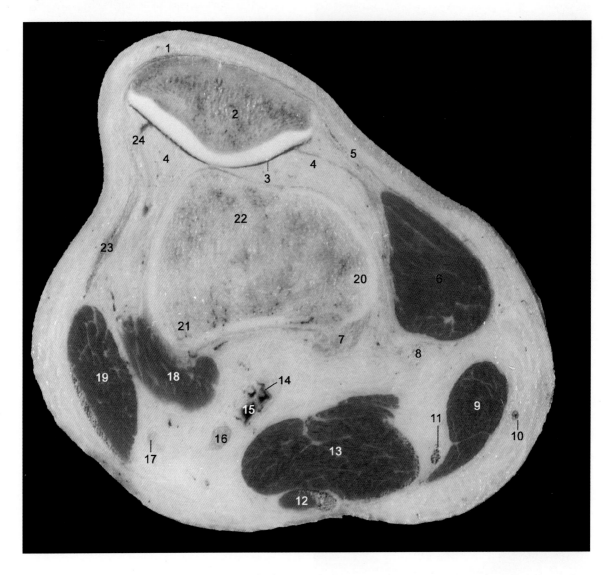

A. 断层标本 (sectional specimen)

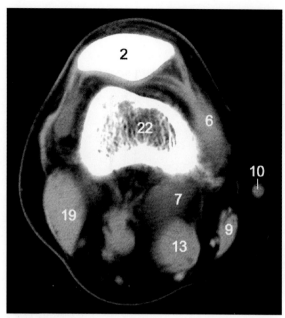

B. CT

1. 股四头肌腱 tendon of quadriceps femoris
2. 髌骨 patella
3. 膝关节腔 cavity of knee joint
4. 髌下脂体 infrapatellar fat pad
5. 髌内侧支持带 medial patellar retinaculum
6. 股内侧肌 vastus medialis
7. 腓肠肌内侧头 medial head of gastrocnemius
8. 大收肌腱 tendon of adductor magnus
9. 缝匠肌 sartorius
10. 大隐静脉 great saphenous vein
11. 股薄肌腱 tendon of gracilis
12. 半腱肌 semitendinosus
13. 半膜肌 semimembranosus
14. 腘动脉 popliteal artery
15. 腘静脉 popliteal vein
16. 胫神经 tibial nerve
17. 腓总神经 common peroneal nerve
18. 腓肠肌外侧头 lateral head of gastrocnemius
19. 股二头肌 biceps femoris
20. 股骨内上髁 medial epicondyle of femur
21. 股骨外上髁 lateral epicondyle of femur
22. 股骨 femur
23. 髂胫束 iliotibial tract
24. 髌外侧支持带 lateral patellar retinaculum

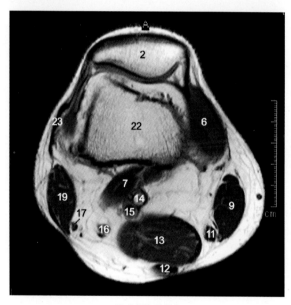

C. MRI T₁WI

图 11-4　经髁间窝的横断层
Fig.11-4　Transverse section through intercondylar fossa

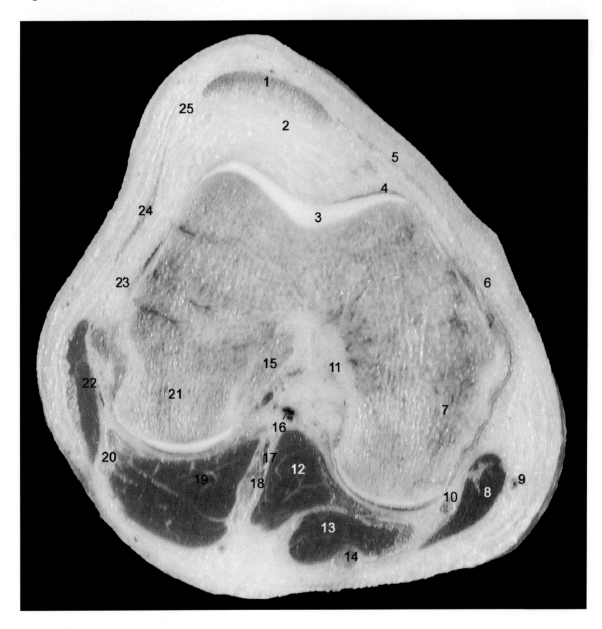

A. 断层标本 (sectional specimen)

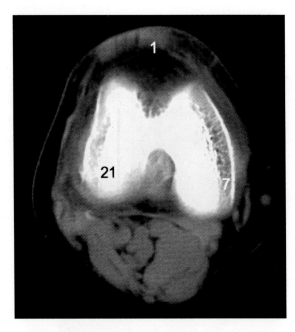

B. CT

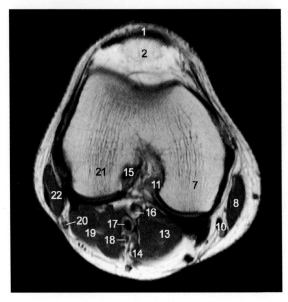

C. MRI T₁WI

1. 髌韧带 patellar ligament
2. 髌下脂体 infrapatellar fat pad
3. 关节软骨 articular cartilage
4. 膝关节腔 cavity of knee joint
5. 髌内侧支持带 medial patellar retinaculum
6. 胫侧副韧带 tibial collateral ligament
7. 股骨内侧髁 medial condyle of femur
8. 缝匠肌 sartorius
9. 大隐静脉 great saphenous vein
10. 股薄肌腱 tendon of gracilis
11. 后交叉韧带 posterior cruciate ligament
12. 腓肠肌内侧头 medial head of gatrocnemius
13. 半膜肌 semimembranosus
14. 半腱肌腱 tendon of semitendinosus
15. 前交叉韧带 anterior cruciate ligament
16. 腘动脉 popliteal artery
17. 腘静脉 popliteal vein
18. 胫神经 tibial nerve
19. 腓肠肌外侧头 lateral head of gastrocnemius
20. 腓总神经 common peroneal nerve
21. 股骨外侧髁 lateral condyle of femur
22. 股二头肌 biceps femoris
23. 腓侧副韧带 fibular collateral ligament
24. 髂胫束 iliotibial tract
25. 髌外侧支持带 lateral patellar retinaculum

图 11-5　经股骨内侧髁的矢状断层

Fig.11-5　Sagittal section through medial condyle of femur

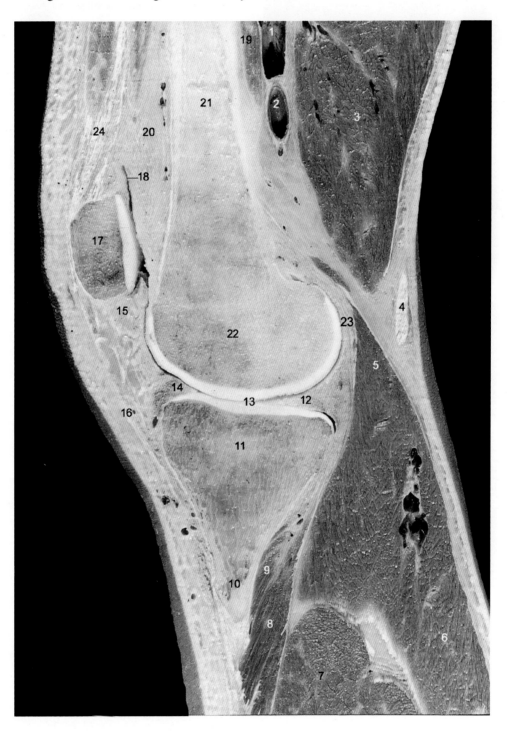

A. 断层标本 (sectional specimen)

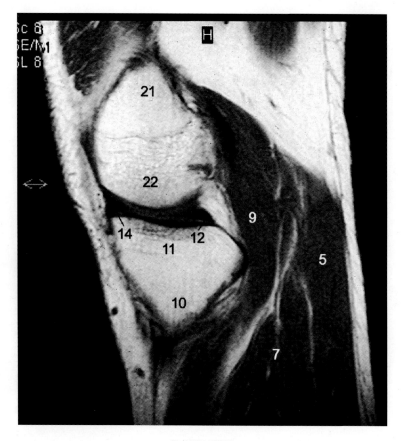

B. MRI T₁WI

1. 腘静脉　popliteal vein	13. 关节腔　articular cavity
2. 腘动脉　popliteal artery	14. 内侧半月板前部　anterior part of medial
3. 半膜肌　semimembranosus	meniscus
4. 半腱肌腱　tendon of semitendinosus	15. 翼状襞　alar fold
5. 腓肠肌内侧头　medial head of gastrocnemius	16. 髌韧带　patellar ligament
6. 腓肠肌　gastrocnemius	17. 髌骨　patella
7. 比目鱼肌　soleus	18. 髌上囊　suprapatellar bursa
8. 胫骨后肌　tibialis posterior	19. 股内侧肌　vastus medialis
9. 腘肌　popliteus	20. 股前脂体　prefemoral fat pad
10. 胫骨　tibia	21. 股骨　femur
11. 胫骨内侧髁　medial condyle of tibia	22. 股骨内侧髁　medial condyle of femur
12. 内侧半月板后部　posterior part of medial	23. 关节囊　articular capsule
meniscus	24. 股四头肌腱　tendon of quadriceps femoris

图 11-6　经前、后交叉韧带的矢状断层

Fig.11-6　Sagittal section through anterior and posterior cruciate ligaments

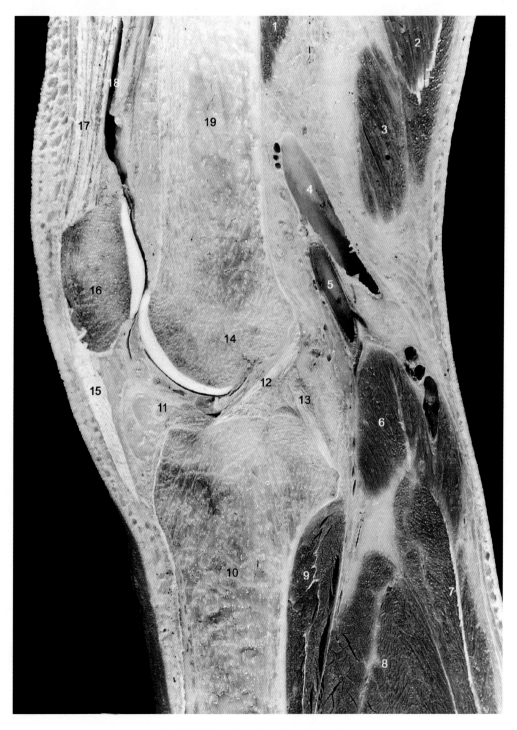

A. 断层标本　(sectional specimen)

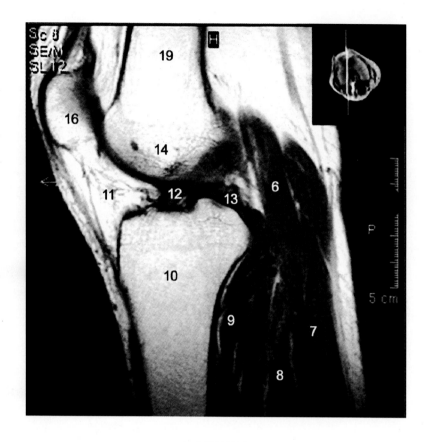

B. MRI T₁WI

1. 股内侧肌　vastus medialis
2. 半腱肌　semitendinosus
3. 半膜肌　semimembranosus
4. 腘静脉　popliteal vein
5. 腘动脉　popliteal artery
6. 腓肠肌内侧头　medial head of gastrocnemius
7. 腓肠肌　gastrocnemius
8. 比目鱼肌　soleus
9. 腘肌　popliteus
10. 胫骨　tibia

11. 翼状襞　alar fold
12. 前交叉韧带　anterior cruciate ligament
13. 后交叉韧带　posterior cruciate ligament
14. 股骨外侧髁　lateral condyle of femur
15. 髌韧带　patellar ligament
16. 髌骨　patella
17. 股四头肌腱　tendon of quadriceps femoris
18. 髌上囊　suprapatellar bursa
19. 股骨　femur

图 11-7　经胫骨髁间隆起和前交叉韧带的冠状断层

Fig.11-7　Coronal section through intercondylar eminence of tibia and anterior cruciate ligament

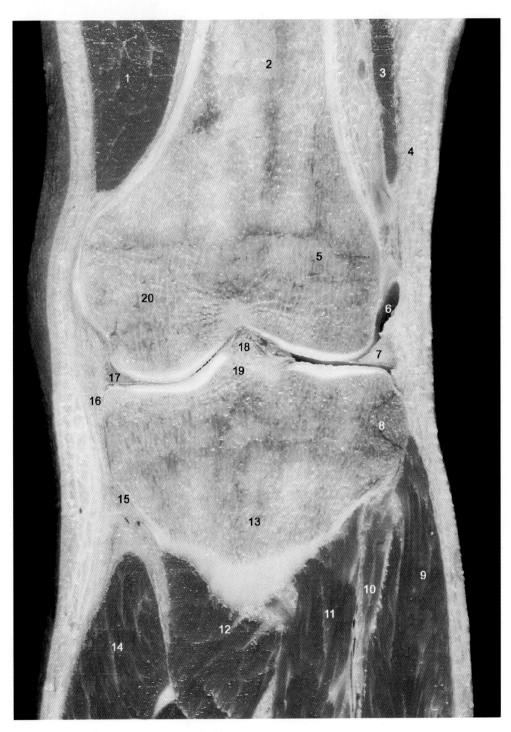

A.断层标本(sectional specimen)

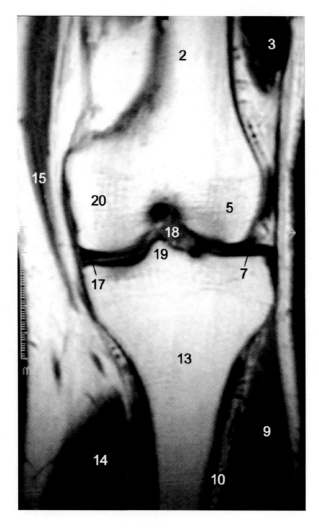

B. MRI T₁WI

1. 股内侧肌　vastus medialis
2. 股骨体　shaft of femur
3. 股外侧肌　vastus lateralis
4. 髂胫束　iliotibial tract
5. 股骨外侧髁　lateral condyle of femur
6. 膝关节腔　cavity of knee joint
7. 外侧半月板　lateral meniscus
8. 胫骨外侧髁　lateral condyle of tibia
9. 趾长伸肌　extensor digitorum longus
10. 胫骨前肌　tibialis anterior

11. 胫骨后肌　tibialis posterior
12. 腘肌　popliteus
13. 胫骨　tibia
14. 腓肠肌内侧头　medial head of gastrocnemius
15. 半膜肌腱　tendon of semimembranosus
16. 胫侧副韧带　tibial collateral ligament
17. 内侧半月板　medial meniscus
18. 前交叉韧带　anterior cruciate ligament
19. 胫骨髁间隆起　intercondylar eminence of tibia
20. 股骨内侧髁　medlial condyle of femur

图 11-8　经前、后交叉韧带的冠状断层
Fig.11-8　Coronal section through anterior and posterior cruciate ligaments

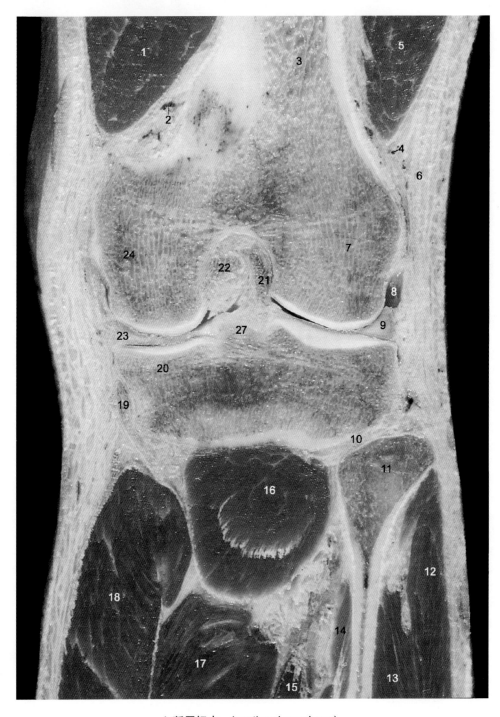

A.断层标本　(sectional specimen)

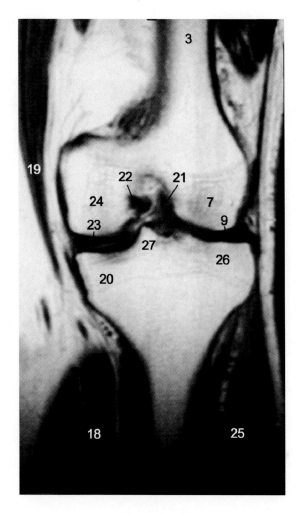

B. MRI T₁WI

1. 股内侧肌　vastus medialis
2. 膝上内侧动、静脉　medial superior genicular artery and vein
3. 股骨干　shaft of femur
4. 膝上外侧动、静脉　lateral superior genicular artery 、vein
5. 股外侧肌　vastus lateralis
6. 髂胫束　iliotibial tract
7. 股骨外侧髁　lateral condyle of femur
8. 膝关节腔　cavity of knee joint
9. 外侧半月板　lateral meniscus
10. 胫腓关节　tibiofibular joint
11. 腓骨头　head of fibula
12. 腓骨长肌　peroneus longus
13. 腓骨短肌　peroneus brevis
14. 踇长屈肌　flexor hallucis longus
15. 胫骨后肌　tibialis posterior
16. 腘肌　popliteus
17. 比目鱼肌　soleus
18. 腓肠肌内侧头　medial head of gastrocnemius
19. 半膜肌腱　tendon of semimembranosus
20. 胫骨内侧髁　medial condyle of tibia
21. 前交叉韧带　anterior cruciate ligament
22. 后交叉韧带　posterior cruciate ligament
23. 内侧半月板　medial meniscus
24. 股骨内侧髁　medial condyle of femur
25. 腓肠肌外侧头　lateral head of gastrocnemius
26. 胫骨外侧髁　lateral condyle of tibia
27. 胫骨髁间隆起　intercondylar eminence of tibia

图 11-9　经小腿中份的横断层

Fig.11-9　Transverse section through middle part of leg

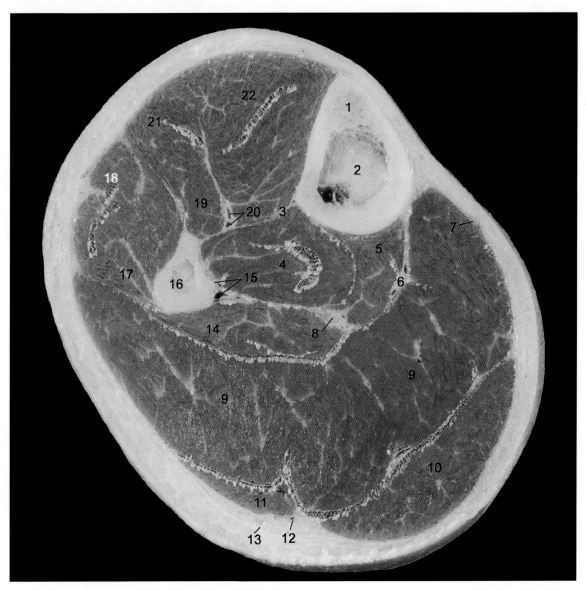

A. 断层标本　(sectional specimen)

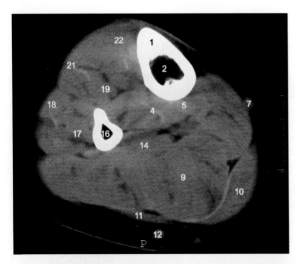

B. CT

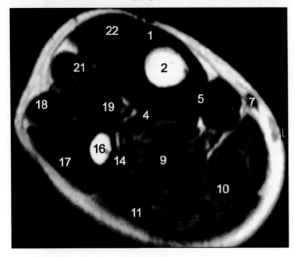

C. MRI T₁WI

1. 胫骨　tibia
2. 胫骨骨髓腔　medullary cavity of tibia
3. 小腿骨间膜　crural interosseous membrane
4. 胫骨后肌　tibialis posterior
5. 趾长屈肌　flexor digitorum longus
6. 胫后动脉、静脉　posterior tibial artery and vein
7. 大隐静脉、隐神经　great saphenous vein and saphenous nerve
8. 胫神经　tibial nerve
9. 比目鱼肌　soleus
10. 腓肠肌内侧头　medial head of gastrocnemius
11. 腓肠肌外侧头　lateral head of gastrocnemius
12. 小隐静脉　small saphenous vein
13. 腓肠外侧皮神经　lateral sural cutaneous nerve
14. 趾长屈肌　flexor digitorum longus
15. 腓动脉、静脉　peroneal artery and vein
16. 腓骨　fibula
17. 腓骨短肌　peroneus brevis
18. 腓骨长肌　peroneus longus
19. 姆长伸肌　extensor hallucis longus
20. 腓深神经、胫前血管　deep peroneal nerve and anterior tibial artery and vein
21. 趾长伸肌　extensor digitorum longus
22. 胫骨前肌　tibialis anterior

图 11-10　经踝关节和跟距关节的横断层

Fig.11-10　Transverse section through ankle joint and talocalcaneal joint

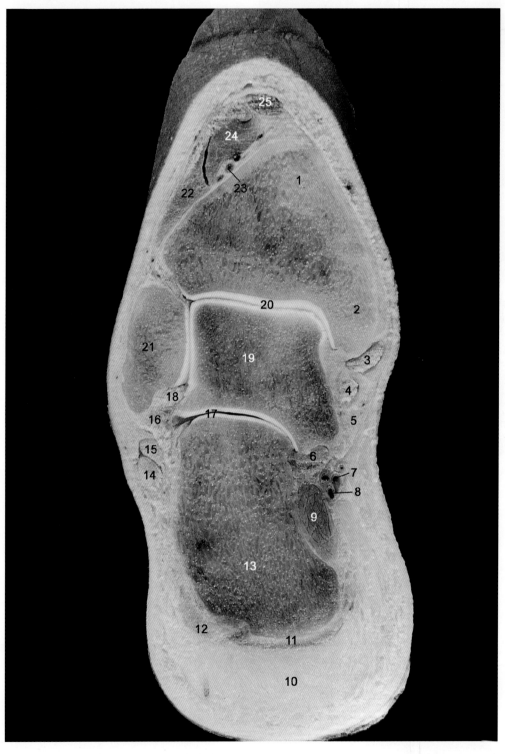

A. 断层标本　(sectional specimen)

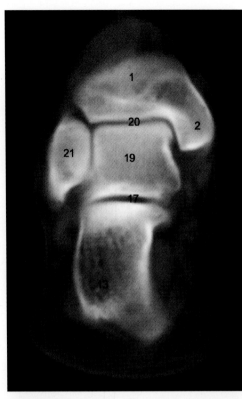

B. CT

1. 胫骨　tibia
2. 内踝　medial maleolus
3. 胫骨后肌腱　tendon of tibialis posterior
4. 趾长屈肌腱　tendon of flexor digitorum longus
5. 胫神经　tibial nerve
6. 蹈长屈肌腱　tendon of flexor hallucis
7. 胫后动脉　posterior tibial artery
8. 胫后静脉　posterior tibial vein
9. 足底方肌　quatratus plantae
10. 跟脂肪垫　fat pat of heel
11. 足底长韧带　long plantel ligament
12. 小趾展肌　abductor digiti minimi
13. 跟骨　calcaneus
14. 腓骨长肌腱　tendon of peroneus longus
15. 腓骨短肌腱　tendon of peroneus brevis
16. 跟腓韧带　calcaneofibular ligament
17. 距跟关节　subtalar joint
18. 距腓前韧带　anterior talofibular ligament
19. 距骨　talus
20. 踝关节　talocrural joint
21. 外踝　lateral maleolus
22. 趾长伸肌　extensor digitorum longus
23. 胫前动脉　anterior tibial artery
24. 蹈长伸肌　extensor hallucis longus
25. 胫骨前肌　tibialis anterior

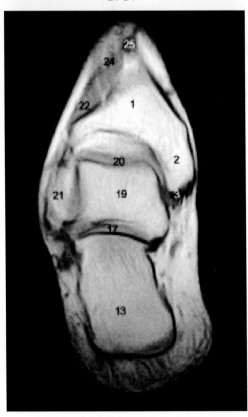

C. MRI T₁WI

图 11-11　经足中份的横断层

Fig.11-11　Transverse section through middle part of foot

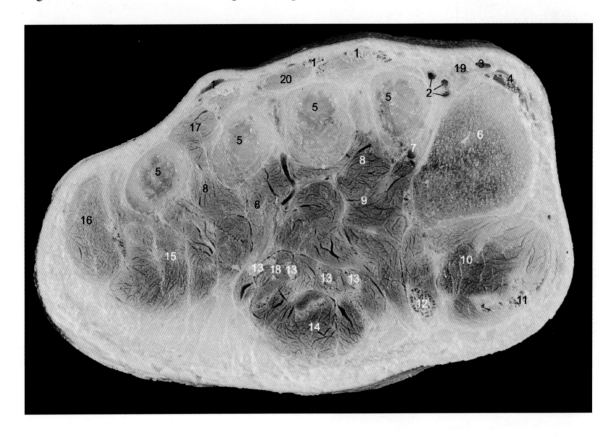

A. 断层标本　(sectional specimen)

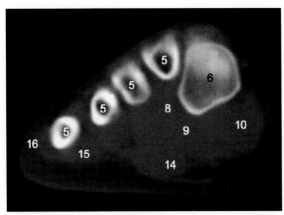

B. CT

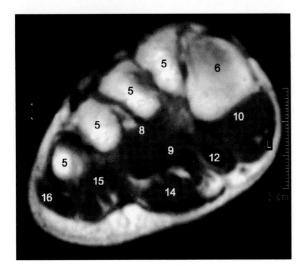

C. MRI T₁WI

1. 第2～5趾长伸肌腱　tendon of 2～5th extensor digitorum longus
2. 足背动、静脉　dorsal artery and vein of foot
3. 足背静脉　dorsal vein of foot
4. 踇长伸肌腱　tendon of extensor hallucis longus
5. 第2～5跖骨体　body of 2～5th metatarsal bone
6. 第1跖骨体　body of 1st metatarsal bone
7. 第1趾足底血管、神经　1st plantar digital vessels and nerve
8. 骨间足底肌　plantar interossei
9. 踇收肌（斜头）　oblique head of adductor hallucis
10. 踇短屈肌　flexor hallucis brevis
11. 踇展肌腱　tendon of abdutor hallucis
12. 踇长屈肌腱　tendon of flexor hallucis longus
13. 第2～5趾屈肌腱　tendon of 2～5th flexor digitorum
14. 趾短屈肌　flexor digitorum brevis
15. 小趾短屈肌　flexor digiti minimi brevis
16. 小趾展肌　abductor digiti minimi
17. 第4骨间背侧肌　4th dorsal interossei
18. 蚓状肌　lumbricales
19. 踇短伸肌　extensor hallucis brevis
20. 趾短伸肌　extensor digitorum brevis

参 考 文 献
References

1　刘树伟.断层解剖学.北京:人民卫生出版社,1998

　　Liu SW. Sectional Anatomy. Beijing: People's Health Publishing House, 1998

2　吴德昌.人体断层解剖学(横断断层).北京:科学出版社,1988

　　Wu DC. Human Sectional Anatomy(transverse sections). Beijing: Science Publishing House, 1988

3　吴德昌.人体断层解剖学(矢冠斜断断层).北京:科学出版社,1994

　　Wu DC. Human Sectional Anatomy(sagittal, coronal, and oblique sections). Beijing: Science　Publishing House, 1994

4　姜均本.人体断面解剖学彩色图谱与CT、MRI 应用.北京:科学出版社,1997

　　Jiang JB. A Color Atlas of Human Sectional Anatomy and CT, MRI Application. Beijing:　Science Publishing House, 1997

5　姜树学.断面解剖与MRI、CT、ECT 对照图谱.沈阳:辽宁科学技术出版社,1998

　　Jiang SX. An Atlas of Sectional Anatomy Correlated with MRI, CT, and ECT Images. Shenyang: Liaoning Science and Technology Publishing House, 1998

6　Cahill DR , et al. Atlas of Human Cross-Sectional Anatomy with CT and MR Images,3rd ed. New York: Wiley-Liss, 1998

7　Dean D and Herbener TE. Cross-Sectional Human Anatomy. Philadelphia: Lippincott Williams & Wilkins, 2000

8　Duvernoy HM. The Human Brain: Surface, Blood Supply, and Three-Dimensional Sectional Anatomy, 2nd ed. Wien: Springer, 1999

9　Ellis H, et al. Human Sectional Anatomy, 2nd ed. Boston: Butterworth-Heinemann, 1999

10　Jinkins JR. Atlas of Neuroradiologic Embryology, Anatomy, and Variants. Philadelphia: Lippincott Williams & Wilkins, 2000

11　Kelley LL and Petersen CM. Sectional Anatomy for Imaging Professionals. St Louis: Mosby-Year Book, In, 1997

12　Orrison Jr. WW. Neuroimaging. Philadelphia: W.B. Saunders Company, 2000

13　Pope TL and Loehr S. Atalas of Musculoskeletal Imaging. New York: Thieme, 2000

14　Spitzer VM and Whitlock DG. Atlas of Visible Human Male: Reverse Engineering of the Human Body. Boston: Jones and Bartlett Publishers, 1998

15　Wicke L. Atlas of Radiologic Anatomy, 5th ed. Philadelphia: Lea & Febiger,1994

中 文 索 引

Index（Chinese）

英 文 索 引

Index (English)

inferior lobe of right lung 94~117

inferior mesenteric vein 138,139

inferior mesenteric artery 146~149

inferior nasal concha 42~45,54~61

inferior obliquus 50,51,56,57

inferior olivary nucleus 24,25

inferior parietal lobule 2~7,50,51,76~83

inferior petrosal sinus 46,47

inferior rectus 26~29,48~51,56~61

inferior temporal gyrus 16~21,64~81

inferior vena cava 114~151

inferior right posterior hepatic veins 131~135

infraaortic recess 104~107

infraglottic cavity 40,41

infraspinatus 84~103

infundibulum 19,20,42,43

insula 14~16,48~51,64~71

interatrial septum 106~111

intercarpal joints 216,217

interlobar artery 100,101

intermedial cavity of larynx 36~39

intermetacarpal joints 216,217

internal capsule 12~17,44~47,66~73

internal carotid artery 26~31,48~51,68~71

internal cerebral veins 12,13,74,75

internal iliac artery 164~173

internal iliac vein 164~173

internal jugular vein 26~41,48~51,68~73

internal occipital crest 42,43

internal pudendal artery 152~159

internal vertebral venous plexus 202~205

internal thoracic artery 84~117

interosseous intercarpal ligament 216,217

interosseous sacroiliac ligaments 164~167

interpeduncular cistern 16,17,42,43,68,69

interspinal ligament 42,43

interthalamic adhesion 14,15,42,43

interventricular foramen 12~15,42,43,68,69

interventricular septum 108~117

intervertebral disc 194~203

intraparietal sulcus 2~7,50,51,76~83

ischial tuberosity 154~161,181~189

ischiocavernosus 160,161,190,191

ischiofemoral ligament 152~155

ischium 152~163,180~191

J

jejunum 140~151

jugular foramen 24,25

jugular notch 84,85

K

kidney 132~151

knee joint 224~235

L

lacrimal gland 22~27,56~61

laryngeal vestibule 30~35

lateral geniculate body 70,71

lateral occipitotemporal gyrus 68~79

lateral pterygoid 26~29,48~53,62~67

lateral rectus 24~27,56~63

lateral sulcus 10~21,46~53,64~79

lateral ventricle 10~19,42~51,62~77

lateral meniscus 232~235

latissimus dorsi 111~151

left atrium 104~111

left coronary artery 104,105

left gastric artery 132~135

left gastric lymph nodes 132~135

left inferior lobar bronchus 100~107

left inferior pulmonary vein 106,107

left lateral lobe of liver 118~135

left lower paratracheal lymph nodes 90~93

left medial lobe of liver 118~139

left pulmonary artery 96~103

left superior lobar bronchus 100,101

left superior pulmonary vein 98~103

left upper paratracheal lymph nodes 84~89

left ventricle 108~117

left hepatic duct 128,129

left hepatic vein 118~131

left interlobar vein 120,121

left principal bronchus 90~99

lenticular nucleus 14,15,44~47,68,69

lesser trochanter 158~161

levator ani 152~159,180~187

levator palpebrae superioris 22,23,48,49,58~63

levator veli palatini 46,47,64,65

levator scapulae 30~41

ligament of head of femur 152,153,182,183

ligamenta flava 194,195,198~205